大展好書　好書大展

品嘗好書　冠群可期

休閒保健叢書 1

瘦身保健按摩術

聞慶漢　主編

品冠文化出版社

國家圖書館出版品預行編目資料

瘦身保健按摩術／聞慶漢 主編
——初版，——臺北市，品冠文化，2006〔民 95〕
面；21 公分，——（休閒保健叢書；1）
ISBN 957-468-452-0（平裝）
1. 肥胖病 2. 減肥 3. 按摩
415.506 95002352

瘦身保健按摩術 ISBN 957-468-452-0

主　　編／聞 慶 漢
責任編輯／李 荷 君 陳 智 勇
發 行 人／蔡 孟 甫
出 版 者／品冠文化出版社
社　　址／台北市北投區（石牌）致遠一路 2 段 12 巷 1 號
電　　話／（02）28233123・28236031・28236033
傳　　眞／（02）28272069
郵政劃撥／19346241
網　　址／www.dah-jaan.com.tw
E-mail／service@dah-jaan.com.tw
承 印 者／高星印刷品行
裝　　訂／建鑫印刷裝訂有限公司
排 版 者／弘益電腦排版有限公司
授 權 者／湖北科學技術出版社
初版 1 刷／2006 年（民 95 年）4 月

定　價／200 元

主編簡介

聞慶漢　男，一九四六年十二月出生。一九六九年畢業於湖北中醫學院中醫醫療系，畢業後留校任教。

現任中華全國推拿專業委員會委員，湖北省按摩專業委員會副主任委員，湖北省老年醫學研究學會理事，湖北中醫學院針骨系教授、推拿教研室主任、碩士生導師。

從事針灸、推拿專業的教學和臨床工作三十餘年，主要以推拿專業爲主。三十多年來，除擔任中醫學院本科生、專科生的推拿講學以外，還擔任港、澳、台及外國留學生的推拿專業的培訓工作。多次赴香港講學，在國內舉辦過各種推拿培訓班，包括推拿醫療、美容、保健等。與湖北電視台合作舉辦《實用家庭按摩》電視錄影講座，獲全國第二屆電視教學類光州杯三等獎，並被製成電視錄影片由湖北科學技術出版社一九九一年出版發行。

在國家級和省級刊物上先後發表論文數十篇，在《推拿臨證指南》、《中國針灸推拿集成》、《當代中國外治法精要》、《全國高校育人環境研究》等著作中擔任主編與副主編。被《中華推拿療法雜誌》特聘爲首居專家編委。作爲推拿教材編委多次參加全國高等院校推拿教材編寫。

主　編　聞慶漢
副主編　陳友梅
編　委　關中正　何邦廣　嚴　恒
杜厚俊　陳　萍　陳友梅
陸　鏞　聞慶漢　趙鵬程
攝　影　高　峰　聞　誼
製　圖　高文強　聞　誼

前言

按摩醫學是中醫學的重要組成部分，養生保健按摩又是按摩醫學寶庫中的奇珍異寶。從按摩的發展來看，歷史悠久、源遠流長。我國自古就重視養生之道，善用按摩之術以防治疾病，強身健體，防老抗衰，幾千年來醫學家們的不斷實踐和研究，給後人留下了極其豐富的按摩養生保健文獻資料，這是一份極其珍貴的文化遺產，進一步給予整理提高，發揚光大是歷史賦予我們的光榮任務。

按摩是中醫的外治法之一，屬物理療法。在今天，隨著歷史前進，人類社會的不斷進步，物質生活的極大豐富，使人們對於強身健體、延年益壽的願望越來越強烈，發生了重新回歸大自然的呼喊，那些自然之術，返璞歸眞之法備受世人青睞，按摩以其安全、舒適、操作方便、簡便經濟、無毒副作用、效果確鑿而著稱於世：它既能防治疾病，又能養生健身。

此次所編按摩保健叢書四本，分別爲《瘦身保健按摩術》、《顏面美容保健按摩術》、《足部保健按摩術》和《養生保健按摩術》。旨在宣揚按摩之術，益於當今人們所關注的美容保健，減肥瘦身，防治常見疾病，強身健體，緩老抗衰，益壽延年之養生活動。讓傳統按摩術更加深入人心，家喻戶曉：願天下之人健康長壽，青春永駐。

近年來，按摩養生保健之術又有新的發展，其表現是不斷發展的按摩科研所取得的成果，使其更加科學化和現代化。按摩在美容、瘦身、防治疾病、防老抗衰、延年益壽的作用機理的研究已有了可喜的進展。

按摩手法分門別類的使用性明顯增強，按摩使用的新途徑時有湧現，按摩的適應範圍正逐漸擴大，其無毒副作用的優點使一些藥物治療相形見絀。按摩養生保健的市場前途廣闊，按摩現已進入新的歷史發展階段。

本書旨在呼籲人們，在養生保健之時，將目光轉向中國傳統的按摩術，讓這個爲中華民族的繁衍昌盛作出了卓越貢獻的優秀醫術，重振古時雄風，再現蓬勃生機。按摩以其獨特的理論體系，靈巧的操作手法，豐富的防治方法，顯著的臨床效果，安全可靠的施治途徑，科學的養生保健正越來越展示著它無限的生命力。按摩醫學正伴隨著中國傳統醫學的健壯步伐，闊步走向世界。

目錄

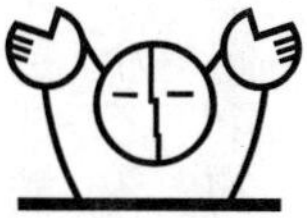

肥胖症的一般知識

一、肥胖症的概念

肥胖症是指人體內脂肪堆集過多，體重超出標準體重百分之二十以上；常伴有頭暈乏力，神疲懶言，少動氣短等症狀，稱之為肥胖症或肥胖病。

當進食的熱量（特別是糖類）多於人體消耗的熱量時，多餘的熱量就會轉變成脂肪的形式儲存於體內，造成體重增加。一般來說，超過標準體重的百分之十稱為超重，超過標準體重的百分之二十為肥胖。

肥胖又根據超過標準體重的程度，分為：輕度肥胖，即超過標準體重的百分之二十，中度肥胖即超過標準體重的百分之三十，重度肥胖，即超過標準體重的百分之五十。

人的體重增加與許多因素有關，其中脂肪組織堆積過多只是一個方面。組織或體腔內水分過多儲留以及肌肉的發達，都可使體重增加，但不屬於肥胖。因此，在診斷肥胖症時應全面加以考慮，進行綜合分析。

體重是人體各部組織的總體重量，它受多種因素的影響，如性別、年齡、飲食、環境、遺傳、種族等。透過對許多樣本的抽取得出一個相對的體重參照數值，這個參照數值通常稱之為標準體重。目前，我國尚沒有統一的標準體重數值，較為普遍採用以下計算方法。

1. 成年標準體重

成年：〔身高（公分）−100〕×0.9＝標準體重（千克）

成年：男性：身高（公分）−105＝標準體重（千克）

　　　女性：身高（公分）−100＝標準體重（千克）

2. 兒童標準體重

嬰兒出生時正常體重平均三千克，前半年每月平均增加七百克，三～五個月時體重應為出生時的兩倍（六千克），六個月以後體重增加減慢。後半年每月平均增加四百克。兩歲時體重為十二千克。兩歲後至十二歲前每年體重約增加兩千克。

兒童標準體重的計算，簡便的方法是：

一～六個月：出生體重（千克）＋月齡×0.6

＝標準體重（千克）

七～十二月：出生體重（千克）＋月齡×0.5

＝標準體重（千克）

一～十二歲：年齡×2＋8＝標準體重（千克）

3. 北方人理想體重（千克）

〔身高（公分）－150〕×0.6＋50（千克）

4. 南方人理想體重（千克）

〔身高（公分）－150〕×0.6＋48（千克）

後兩種體重計算方法，比較適合南北地區中國人，一般說來，由於人的體重受許多因素的影響，不同時間，不同的地理環境，不同人體、季節、氣候、自身狀況的不同對人的體重都有一定影響，很難用一個標準數值來表示，而只能是一個數值範圍，我們把這個數值範圍稱為正常值。這主要是指一般在標準體重±百分之十以內範圍，超過這個範圍，即稱之為異常體重。

二、肥胖症的原因

(一)中醫對肥胖症的認識

中醫認為，形成肥胖的原因是先天稟賦體豐，更兼飲食不節，恣食肥甘厚味，膏粱滋膩之品，吃進過多精美之物，血氣充盛，形體充養有餘，蓄積而化為膏為脂。過食膏粱厚味，使脾胃損傷，脾胃運化失調，水穀精微不化精血，反為痰濁、膏脂，蓄多而致肥胖。

甚者損傷脾腎，脾腎功能失調，機體產生之「痰濕」或「痰濁」而令軀體肥胖。

中醫認為「腎為先天之本」，腎陽能助脾化生水穀精微，腎虛則不能助脾運化，致脾更虛，中醫又有「脾為生痰之源」的說法，脾虛甚，飲食就不變生氣血而形成痰濕，這就是人們常說的「胖人多痰」的道理。若再加上久臥、久坐、少勞少動形神鬆懈、情志失調、年老臟腑機能衰退等因素，就會造成人體內痰濕逐漸增多，人就越肥胖，有的出現「虛胖」。所以，肥胖之人常伴有精神不振，常感疲勞，肌肉鬆弛，從早到晚睡不足等症狀。

(二)現代醫學對肥胖症的認識

現代醫學認為單純性肥胖的發生主要與遺傳、飲食、運動、環境、精神、生理等方面因素有關。

多數認為是因子遺傳，父母的體質遺傳給子女時，並不是由一個遺傳因子，而是由多個遺傳因子來決定子女的體質，所以稱為多因子遺傳，我們經常可以見到父子皆屬肥胖的家族。

有研究表明，父母中有一個肥胖，則子女有百分之四十的肥胖機率，如果父母雙方皆肥胖，子女出現肥胖的機率可上升為百分之七十～百分之八十。

另外，肥胖與飲食有關，嗜好吃煎炸之物、肥肉等高熱量食物，愛吃糕點、甜食、速食、或過量飲食等均可使人肥胖。運動可以消耗脂肪這是人所共知的。在日常生活中，隨著交通工具的發達，以車代步，運動明顯減少，工作的機械化，家務勞動量的減輕，電話、計算機、電視、因特網這一系列高科技給人帶來方便的同時，使人體消耗熱量的機會更少，逐漸肥胖。

肥胖之人體態壅腫，導致日常的活動越趨緩慢、怠惰，更減低了熱量的消耗，形成惡性循環，助長了肥胖的發生。社會環境的因素也不可小視，很多人都有能吃就是福的觀念，由於食物豐盛種類繁多，各式各樣的美食常在引誘人們「大吃大喝」幾乎成為常事，這也是造成肥胖的一個重要因素。

有的人受到精神刺激，或由於種種原因，造成不順心、不愉快，為了解除煩惱，一些人用「吃」來發洩，皆可引起飲食過度導致肥胖的原因。

三、肥胖症的診斷標準

並不是說體重增加就是肥胖。世界衛生組織將體重指數（BMI）作為判定肥胖的尺度。BMI＝體重（千克）／身高的平方（公尺）。規定BMT在二十五～二十九為超重，超過三十為肥胖。

目前臨床上肥胖症主要以測體重作為診斷標準。體重超過標準體重百分之二十以下者不算肥胖症，只屬過重；若體重超過標準體重百分之二十～百分之三十者屬輕度肥胖，若超過標準體重百分之三十～百分之五十者屬中度肥胖，若體重超過標準體重百分之五十以上者屬重度肥胖。

標準體重的尺度，我國有關專家根據中國人的特點以長江流域為界分南北，特定出如下標準：

北方人標準體重(千克)＝〔身高（公分）－150〕×0.6＋50

南方人標準體重(千克)＝〔身高（公分）－150〕×0.6＋48

判斷肥胖度的標準

$$肥胖度（\%）=\frac{實際體重-標準體重}{標準體重}\times 100\%$$

肥胖度在±百分之十為正常，超過百分之二十～百分之三十為Ⅰ度肥胖，超過百分之三十～百分之四十為Ⅱ度肥胖，超過百分之四十～百分之五十為Ⅲ度肥胖，超過百分之五十以上為Ⅳ度肥胖。

四、肥胖症的分類

肥胖症按其不同的形成原因，大致可以分為以下三類。

（一）單純性肥胖

百分之九十五的肥胖者屬於單純性肥胖，此類又有兩種，體質性肥胖和獲得性肥胖。

體質性肥胖與遺傳有關，患者在出生半歲左右就出現肥胖症狀。這種肥胖症的人，身體的脂肪細胞數增多，其細胞體積較一般人肥大，飲食控制不易見效。

獲得性肥胖一般從二十～二十五歲以後，由於運動量不足，營養過剩或遺傳因子，使脂肪細胞肥大，但無數量上的增生。其主要形成原因，過度食糖，吸收快，促進脂肪合成，使脂肪蓄積導致肥胖，一般青年人中、輕度肥胖和某些老年人肥胖都屬獲得性肥胖。

（二）繼發性肥胖

大約百分之五的肥胖患者屬繼發性肥胖，即由於其他疾病的原因造成肥胖。繼發性肥胖可因中樞神經系統或內分泌系統病變而引起，因而又稱為「病理性肥胖」。

常見的病因有：腎上腺皮質增生使腎上腺皮質功能亢進，柯興氏綜合徵，中減性肥胖，性功能減退，婦女絕經期，腦外傷，腦腫瘤，胰腺瘤，維生素B族缺乏等均可出現繼發性肥胖。

(三)遺傳性肥胖

此類肥胖症，主要是遺傳性的原因。其次與家庭飲食結構及生活習慣有關。據有關專家研究統計，父母雙方都肥胖，其子女有百分之六十～百分之八十可能成為胖子；父母雙方中只有一人肥胖，他們的子女有百分之四十可能成為胖子；如果父母雙方均是瘦子，其子女只有百分之十可能成為胖子。

五、肥胖症的危害性

肥胖直接危害著人類健康和壽命。據調查資料表明：人體多餘的體重和人的死亡率幾乎完全成正比。當體重指數（BMI）為十九～二十四・九時，死亡率為百分之二十；體重指數（BMI）為二十七～二十八・九時死亡率增加百分之六十；當體重指數（BMI）超過二十九時；死亡率增加了百分之百。

有人統計：將肥胖症與正常體重的人的死亡率相比較，前者比後者高出三倍，有人調查顯示，大約有三分之一的人是由於超體重肥胖而縮短了預計的壽命。又有人統計，以四十～四十九歲年齡組為例，超過標準體重百分之三十以上者，男性平均死亡率達百分之四十二，女性平均死亡率達百分之三十六。

在國外，美國生命保險公司調查也表明：肥胖程度大於百分之二十五，死亡率為百分之一百二十八，肥胖程度大於百分之三十五～百分之四十的死亡率為百分之一百五十一，隨著肥胖程度的增加，死亡率也相應增高。

肥胖會導致多種疾病的發生，肥胖者體內糖與脂肪的代謝均失調，容易患高血壓病、高血脂病、動脈硬化、冠心病、糖尿病、心肌梗塞、腦血管病、痛風、膽囊炎、膽石症等。

並且肥胖與癌症的發病率密切相關，據某保險公司資料統計，正常體重人，十萬名死亡者，有一百十一名死於癌症；體重低於標準體重百分之十五者，只有九十五人死於癌症；體重高於標準體重百分之二十五的人，死於癌症者竟多達一百四十三人。

中年婦女體重超過正常範圍就比較易患子宮內膜腺癌和乳腺癌等。

上述這些病症都是因為肥胖，致使全身各處脂肪堆積，使毛細血管網擴大，身體耗氧量也隨之增加百分之三十～百分之四十，加重了心臟的負擔。

橫膈上下脂肪的堆積，使橫膈抬高，其運動受到限制，影響肺的換氣功能，使呼吸短促，不耐較重體力勞動，同時脂肪組織從上下左右各方位擠壓肺和心臟，限制了肺和心臟的正常活動，使人出現缺氧和二氧化碳瀦留，病人常常嗜睡及昏昏沉沉、心悸頭昏、容易疲勞。

由於脂肪的侵入和堆集可影響肝功能的正常發揮，胃腸道的功能出現紊亂。過多的脂肪和蛋白質的代謝產物，特別是不飽和脂肪酸在一定條件下含具有致癌性。過多脂肪還能影響細胞膜的通透性，促使致癌物質進入細胞。還會降低細胞的免疫功能，使身體的抗癌能力下降，促進癌細胞生長。

由此可見，過多的脂肪堆積，對五臟六腑、運動器官都有不同程度的不利影響，人們的健康必然受到威脅，壽命也將因之縮短。

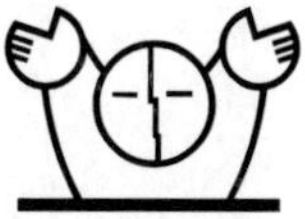

瘦身保健按摩的基本知識

一、瘦身保健按摩的概念

肥胖症，自古以來就有。中醫對肥胖早有認識，古典醫籍中就有「膏人」、「肥人」和「高粱之疾」等記載。

肥胖症是指人體攝食過多，而消耗能量的體力活動減少，使攝入的熱量超過機體所消耗之熱量，過多的熱量在體內轉變為脂肪蓄積於體內，超過標準體重百分之二十者。

其發病率近年來有不斷上升的趨勢，肥胖現已成為一個全球性的公共衛生問題，肥胖不僅使人體外形臃腫，影響人體曲線美，成為當今人體美容的一大難題。而且過度肥胖還可能導致一系列併發症的出現，如心臟、腦諸疾、胃、腸、肝、膽疾患以及癌症等，嚴重影響人們的健康與壽命。

肥胖既然對人體危害如此之大，減肥瘦身勢在必行。中醫早就有了減肥「輕身」之術與益壽延年之法。在《神農本草經》中就有此種記載。晉・葛洪《肘後備急方》中就記載了桃花能令人「細腰身」之瘦身效果。《本草求真》中就記載茶葉久服去人脂、令人瘦的方法。其實，中醫研究人體健美瘦身，不單是為了美而美，更重要的是為了健康長壽，有了健康的體格才有美的身材。

減肥之法，應當按中醫審因論治。按照引起肥胖的原因不同，採用合適的減肥瘦身方法。假若減肥不得法，輕則難以達到減肥效果，甚至會因減肥而產生其他疾病。目前減肥瘦身之法甚多，或中藥、藥膳，或針刺、氣功，或西藥、手術，或運動、飲食，或沐浴、桑拿，或推拿、按摩等等。

在諸多的減肥瘦身方法中，按摩推拿減肥瘦身法其優點甚多，它安全、舒適、無痛苦，容易被人接受，不受條件限制，無任何副作用，效果緩慢而持續，能控制反彈。同時對於一些不願在門診露面的肥胖女士、先生們來說，運用這一方法進行協調體內各系統功能，減肥降脂，瘦身細腰，不失為一條良策。

按摩減肥瘦身就是運用一定的按摩手法，刺激機體一定穴位或部位，透過經絡的作用，臟腑的調節，產生行氣活血，疏經通絡，扶正祛邪，使局部脂肪組織軟化，促使脂肪分解、散熱，從而達到減肥之目的。

按摩減肥分全身性按摩和局部按摩二種，全身性按摩適宜於輕度肥胖者，局部性按摩適宜於局部脂肪堆積過多者。

二、瘦身保健按摩的作用機理

從中醫學的觀點認為：按摩之所以能瘦身保健，是因為按摩由手法刺激經絡、腧穴，能夠起到疏通經絡、調整陰陽、調和氣血、扶正抗邪、活血化瘀的作用。

(一)疏通經絡

經絡是人體氣血運行的通路，它內屬臟腑，外絡肢節勾通表裡，貫串上下，像網絡一樣分布全身，將人體的臟腑組織器官各部分聯繫成一個統一協調而穩定的有機整體。人體就是依賴它來運行氣血。發揮營內衛外的作用，使臟腑之間及其與四肢百骸保持動態平衡，使機體與外界環境協調一致。若經絡不通則會產生疾病，表現出身體局部的不同症狀，如疼痛、麻木、肌肉緊張等症。

推拿手法作用於體表的經絡穴位上，起到激發和調整經氣的作用，並透過經絡影響到所連屬的臟腑、組織、肢節的功能活動，以調節機體的生理、病理狀況，達到百脈疏通，五臟安和，使機體恢復正常生理功能。

(二)平衡陰陽

人體陰陽平衡是健康的保證，陰陽失調是疾病發生、發展、變化的根本原因。無論是外感或內傷，病邪作用於機體，正邪鬥爭，破壞了人體的陰陽相對平衡，使臟腑氣機升降失常，氣血功能紊亂，產生一系列病理變化。

陽勝則陰病，陰勝則陽病，人體內部的一切矛盾鬥爭與變化均可以陰陽概括，臟腑有陰陽，經絡有陰陽，營衛氣血，表裡升降均可分為陰陽，所以說臟腑經絡的變化，氣血不和，營衛不調等病理變化均屬陰陽失調範疇。

按摩能平衡陰陽，調節臟腑，根據不同的症候，採用不同的按摩部位和按摩手法，通過經絡氣血來使身體的陰陽重新得到平衡，如用緩和的摩法，按揉脾俞、胃俞、足三里等，可以治療脾胃功能失調，痰食壅塞的肥胖；用按法刺激內關穴治療心動過速。

按摩調整身體的陰陽同身體的狀態有關，陽虛則補陽，陰虛則滋陰，使陰陽恢復相對平衡。

(三)調和氣血

氣血是構成人體和維持人體生命活動的基本物質。是臟腑、經絡、組織器官進行生理活動的基礎。

「血」具有營養和滋潤作用，氣血周流全身運行不息，促進人體的生長發育和新陳代謝，氣血調和能使陽氣溫煦，陰精滋養，氣血失和則皮肉筋骨，五臟六腑均失去濡養，以致臟腑組織等人體正常的功能活動發生異常，而產生一系列病理變化。《素問・調經論》說：「血氣不和，百病乃變化而生」。

按摩具有調和氣血，促進氣血運行的作用。按摩透過手法刺激可調節和加強脾胃功能，脾胃為「後天之本」氣血生化之源，脾胃功能健旺，則有利於氣血的化生。同時按摩又能加強肝的疏泄功能，促進氣機的調暢，氣機條達舒暢，則氣血調和而不致發生瘀滯。

(四)扶正抗邪

扶正：增強機體的抗病能力，抗邪就是抵禦病邪入侵機體。《內經》曰：「正氣存內，邪不可干」。又說：「風雨寒熱，不得虛，邪不能獨傷人」。這段經文是說人體正氣旺盛，邪氣就不可能入侵機體引起疾病。若正氣不足邪氣就會乘虛而入，導致疾病的發生。若疾病已經發生，則正氣與邪氣的相互鬥爭，決定疾病的趨向，正氣旺盛，正能勝邪，則病會痊癒。若正氣不足，正不勝邪，則病情惡化或久病不癒。

活用按摩可以調節臟腑功能增強人體抵抗病邪的能力，使患者氣血平和，精神得復，臨床上可以看到，久病之人，由於正氣衰弱，患者面色灰暗，有氣無力，精神不振，往往經過一段時間按摩治療後，面色由灰暗轉為紅潤，食欲增強，體重增加，元氣逐漸恢復，抗病能力明顯提高。

(五)活血化瘀

按摩的活血化瘀作用比較明顯，對於某些病症來說，其活血化瘀的效果比藥物還要顯著一些。臨床上常見因跌撲、扭轉、閃挫、撞擊發生機體組織損傷，導致氣滯血瘀，經絡阻塞，氣血運行不暢，出現疼痛或腫脹等，按摩治療時，可根據損傷的不同部位，採用不同手法和選取適當穴位進行治療達到活血化瘀，腫消痛止。

若臟腑功能失調，產生之瘀氣瘀血，水濕痰濁，阻塞不通產生症狀，按摩可以由經絡和輸穴作用。調節和加強臟腑功能，疏積導滯，運化轉輸水濕痰濁，同樣發揮活血祛瘀之作用。

現代醫學研究表明，經常進行自我按摩或接受按摩治療能增強心臟功能，提高心肌供氧，促進血液循環，使新陳代謝旺盛，增進營養物質吸收，使心臟能夠得到血液充分營養，可以預防冠心病、脈管病，保持肌肉關節的正常功能。按摩還能調節神經功能，改善大腦皮質的興奮和抑制過程，解除大腦的緊張和疲勞，能調節胰島素的分泌功能，降低血糖值，防止肥胖病和糖尿病等。

按摩能促進消化吸收和營養代謝，增強人體抗病能力。延緩衰老，益壽延年。手法按摩能促進毛細血管的再生，消除脂肪中的水分，加速脂肪組織的「液化」作用。同時按摩肌肉的毛細血管增加開放量，從而改善肌肉的代謝功能，增加對脂肪的消耗，達到減肥的目的。

三、瘦身保健按摩的要求

大量的臨床實踐和科學研究表明，按摩透過手法刺激一定的經絡和穴位，對各組織器官，臟腑氣血津液的調節作用來實現防治疾病，強身保健益壽延年的目的。因此，手法的好壞以及按摩力度、時間、方向、體位、頻率和如何正確選擇手法等等問題將直接影響到其效果。

(1)按摩時要合理選擇按摩介質，根據患者皮膚不同及按摩的要求而定，使用介質，一方面起潤滑作用，另一方面可增強按摩手法的效果。

(2)瘦身保健按摩要求一定的時間，不可能在幾天或短時間內將一個大胖子按摩成一個瘦子，這是不實際的，而且減肥過快不一定是件好事，按摩瘦身要講療程，即透過幾個或更多的療程來治療。使體重慢慢減下來，同時按摩可防止反彈。

(3)對於按摩的手法要求就是持久、有力、均勻，柔和、深透。

(4)按摩必須掌握好其原理及方向，按照一定的方向進行，一般在腹部按摩時，要按照腸道蠕動的生理方向進行按摩。

(5)按摩時注意力要集中，全身心放鬆，在整個按摩過程中，手法由輕↓重↓輕；由慢↓快↓慢；由淺↓深；由表↓裡，循序漸進。

(6)按摩操作應按順序依次進行，先頭面，再胸腹，上肢，再腰背，再下肢。

四、瘦身保健按摩的禁忌證及注意事項

㈠ 禁忌證

⑴各種傳染性疾病如傳染性肝炎、傷寒、傳染性皮膚病，以免造成病灶擴散或傳染給別人。

⑵惡性腫瘤患者，以免引起癌細胞轉移和擴散。

⑶按摩後引起局部出血性疾病，如血小板減少性紫癜。

⑷由化膿菌或結核菌引起的關節病變，如化膿性關節炎、腰椎結核等。

⑸各種損傷後，正在出血的部位。

⑹嚴重的心、肝、腎疾病的患者。

⑺患者身體極度虛弱，或老年骨質疏鬆較嚴重者。

⑻精神失常，醉酒後神志不清者，不宜按摩。

⑼孕婦不宜按摩腹部和腰骶部。

⑽劇烈運動後及極度疲勞不宜按摩。

㈡注意事項

⑴按摩室要整潔，光線明亮，空氣流通，溫度適宜，並要保持環境安靜。

⑵施術者接待患者要熱情，態度要和藹，解釋工作要耐心。

⑶施術者應保持雙手清潔和合適的溫度，冬季寒冷時可先用溫熱水泡手，待暖時再施術，每次按摩要洗手，操作前將戒指及手飾去掉，要勤剪指甲。

⑷施術前，應囑咐患者寬衣鬆帶，肌肉放鬆，呼吸自然，排空大小便，思想有顧慮之人，應耐心做好思想工作，爭取患者與施術者配合。

⑸施術者應將患者安置在舒適便於操作的體位，無論坐位或臥位，都能使患者堅持一定的時間。

⑹施術者在進行按摩時，態度要莊重、嚴肅，尤其在給婦女患者按摩時，不要隨便開玩笑，操作應避開乳房及陰部。

⑺按摩手法的操作，應先用輕手法給患者及操作部位一個適應的過程，然後再逐漸加重，由淺入深，禁止按摩時用蠻力或暴力。

(8)在手法操作過程中，隨時觀察患者的反應，若患者出現頭暈、出虛汗、心慌、胸悶、面色蒼白、脈細數等症狀時，要立即採取急救措施。

(9)若按摩後，患者已入睡，冬季應給病人蓋上被子以免著涼。

(10)進行自我按摩時，要選擇空氣流通的室內進行，夏天應在空氣清新的室外操作，保持環境安靜。

(11)自我按摩可按自己所學按摩知識，科學地進行操作，要堅持不懈，持之以恆！

瘦身保健按摩常用腧穴

一、概 述

腧穴又稱穴位、穴道。「腧」與「輸」義通是傳輸和輸注的意思。「穴」含有「孔」、「隙」的意思。腧穴是人體臟腑經絡氣血輸注於體表的部位。腧穴是針灸、按摩施術的部位。按摩與針灸刺激一定的腧穴，由經絡的作用，能夠調動人體內在的抗病能力，調節機體的虛實狀態，以達到防治疾病，強身保健的目的。

凡是有一定的名稱和一定部位，歸屬於十二經脈與任、督二脈的腧穴，稱為「十四經穴」，簡稱「經穴」。沒有歸屬於十四經腧穴，而從臨床上逐漸發現經穴，因其有奇特的效果，故稱「奇穴」。無一定名稱和位置，而以壓痛點而定的穴稱阿是穴，或稱「不定穴」、「天應穴」即所謂以痛為腧。

二、腧穴的定位方法

腧穴在實際應用上，效果的好壞與取穴位置準確與否，有著密切的關係，為了定準腧穴，必須掌握定位方法。

腧穴的定位方法可分為骨度分寸法，體表標誌法，手指比量法和簡易取穴法四種。

(一)骨度分寸法

即古稱「骨度法」是以骨節為主要標誌測量周身各部大小、長短，並依其尺寸按比例折算作為定穴標準，如前髮際定十二寸，兩乳之間定八寸，肘橫紋至腕橫紋定十二寸等。

(二)體表標誌法

體表標誌法可分為固定體表和活動體表兩類。

(1)固定體表

指利用五官、毛皮、爪甲、乳頭、臍以及骨節凸起和凹陷，肌肉隆起等部位作為取穴標誌而言。如兩眉中間取印堂；兩乳頭之間取膻中；腓骨小頭前下緣取陽陵泉；臍旁兩寸取天樞；第七頸椎棘突下取大椎穴；胸骨下端與肋軟骨分岐處取中庭；肩胛骨下角平第七胸椎棘突取至陽穴；大拇指橈側爪後一分取少商穴等等。

⑵活動標誌

指利用關節、肌肉、皮膚、隨肢體活動而出現的凹陷、孔隙、皺紋等作為取穴標誌而言，如取聽宮、聽會應張口取穴，取下關穴應閉口，取曲池穴應屈肘於肘橫紋頭取之，取陽谿穴時應將拇指翹起，當拇長，短伸肌腱之間凹陷中取穴等。這些均是在肢體動態情況下作為取穴定位標誌，故稱為活動標誌。

㈢手指比量法

手指比量法是在分部折寸的基礎上，醫者用手指比量取穴的方法，又稱「指寸法」，因人的手指與身體其他部分有一定的比例，所量尺寸要對照患者自己身材的高矮情況適當伸縮比例，一般有下列幾種：

⑴中指同身寸，即以患者中指屈曲時，中節內側兩端紋頭之間作為一寸。

⑵拇指同身寸，即拇指指關節之橫度作為一寸。

⑶橫指同身寸，又稱：「一夫法」，也就是將食、中、無名、小指併攏，四橫指為一夫，即四橫指併攏，以其中第二節為準，量取四指之橫度作為三寸，此法多

用於下肢、下腹部和背部的橫寸。

(四)簡便取穴法

此取穴法是常用的一種簡便易行的取穴方法。如取勞宮穴，半握拳，以中指的指尖切壓在掌心的第一橫紋上，就是本穴。兩耳尖直上連線中點取百會穴；患者兩手自然下垂，於股外側中指尖到達之處就是風市穴，兩手虎口交叉，食指尖到達處取列穴等等。

三、常用腧穴

(一)頭面頸項部常用腧穴

1. 太陽

(1)位置：眉梢與目外眦之間向後約一寸處凹陷中。

(2)主治：頭痛、感冒、眼病。

(3)手法：按、揉、抹、一指禪推。

2. 印堂

(1)位置：兩眉頭連線的中點。

(2)主治：頭痛、鼻炎、失眠。

(3)手法：抹、一指禪推、按、揉。

3. 頭維

(1)位置：額角髮際直上〇・五寸。

(2)主治：頭痛。

(3)手法：抹、按、揉、掃散法。

4. 上星

(1)位置：在顱上，直鼻中央，入髮際一寸陷者中。

(2)主治：頭痛、眩暈、目赤痛、迎風流淚。

(3)手法：按、揉、一指禪。

5. 百會

(1)位置：後髮際正中直上七寸。

(2)主治：頭痛、頭暈、昏厥、高血壓、脫肛。

(3)手法：按、揉、一指禪推。

6. 陽白

(1)位置：在眉上一寸，直瞳子。

(2)主治：頭痛、目眩、目痛、外眦疼痛、雀目。

(3)手法：按、揉、抹。

7. 攢竹

(1)位置：眉頭凹陷中。

(2)主治：頭痛失眠、眉棱骨痛、目赤痛。

(3)手法：一指禪推、按、揉。

8. 迎香

(1)位置：鼻翼旁〇・五寸，鼻唇溝中。

(2)主治：鼻炎、鼻塞、口眼歪斜。

(3)手法：掐、按、揉、一指禪推。

9. 魚腰

(1)位置：眉毛的中點。

(2)主治：眉棱骨痛、目赤痛、眼瞼顫動。

(3)手法：抹、一指禪推、按。

10. 睛明

(1)位置：目內眥旁○・一寸。

(2)主治：眼病。

(3)手法：一指禪推、按。

11. 四白

(1)位置：目正視、瞳孔直下、當眶下下孔凹陷中。

(2)主治：口眼歪斜、目赤痛癢。

(3)手法：按、揉、一指禪推。

12. 聽宮

(1)位置：在耳中珠子大，明如赤小豆。

(2)主治：耳聾、耳鳴、聤耳、失音、癲疾、齒痛。

(3)手法：按、揉。

13. 下關

(1)位置：顴弓與下頷切跡之間的凹陷中，合口有孔，張口即閉。

(2)主治：面癱、牙痛。

(3)手法：一指禪推、按、揉。

14. 頰車

(1)位置：下頷角前上方一橫指凹陷中，咀嚼時咬肌隆起處。

(2)主治：口眼歪斜、牙痛、頰腫

(3)手法：一指禪推、按、揉。

15. 地倉

(1)位置：口角旁〇・四寸。

(2)主治：流涎、口眼歪斜。

(3)手法：一指禪推、按、揉。

16. 人中

(1)位置：人中溝正中線上三分之一與下三分之二交界處。

(2)主治：驚風、口眼歪斜。
(3)手法：掐。

17. 承漿

(1)位置：頦唇溝的中點。
(2)主治：口眼歪斜、牙痛。
(3)手法：按、揉、掐。

18. 風池

(1)位置：胸鎖乳突肌與斜方肌之間、平風府穴。
(2)主治：偏正頭痛、感冒項強。
(3)手法：按、拿、一指禪推。

19. 風府

(1)位置：後髮際正中直上一寸。
(2)主治：頭痛、項直。
(3)手法：點、按、揉、一指禪推。

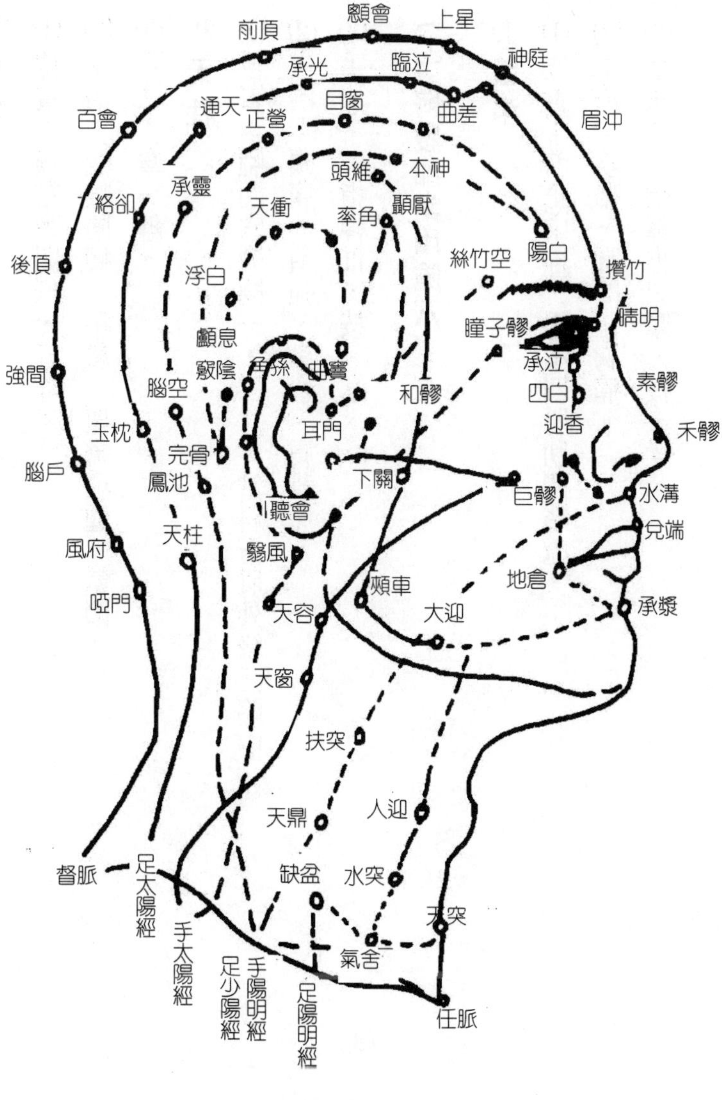
顖會
上星
前頂
臨泣
承光
神庭
百會
通天
正營
目窗
曲差
眉沖
本神
承靈
頭維
絡卻
天衝
率角
顳厭
陽白
絲竹空
攢竹
後頂
浮白
睛明
瞳子髎
顱息
承泣
強間
竅陰
角孫
曲鬢
腦空
和髎
四白
素髎
玉枕
耳門
迎香
禾髎
完骨
腦戶
鳳池
下關
巨髎
水溝
聽會
兌端
天柱
風府
翳風
地倉
頰車
啞門
天容
大迎
承漿
天窗
扶突
天鼎
人迎
督脈
足太陽經
缺盆
水突
天突
手太陽經
氣舍
足少陽經
手陽明經
足陽明經
任脈

頭面頸部側面穴位

20. 人迎

(1)位置：喉結旁開一・五寸。

(2)主治：咽喉腫痛、喘息、瘰癧項腫，氣悶。

(3)手法：拿、纏。

21. 天柱

(1)位置：啞門穴旁開一・三寸，當斜方肌外緣凹陷中。

(2)主治：頭痛、項強、鼻塞、肩背痛。

(3)手法：一指禪推、按、拿。

(二)胸腹部常用腧穴

1. 膻中

(1)位置：前正中線，平第四肘肋間隙處。

(2)主治：咳喘、胸悶、胸痛。

(3)手法：一指禪推、摩、按、揉。

2. 天突

(1) 位置：胸骨上窩正中。

(2) 主治：咳喘、咯痰不暢。

(3) 手法：按、壓、一指禪推。

3. 中府

(1) 位置：前正中線旁開六寸，平第一肋間隙處。

(2) 主治：咳喘、胸悶、肩背痛。

(3) 手法：一指禪推、按、揉、摩。

4. 鳩尾

(1) 位置：劍突下，臍上七寸。

(2) 主治：心胸痛、反胃、癲癇。

(3) 手法：按、揉。

5. 中脘

(1) 位置：臍上四寸。

(2) 主治：胃痛、腹脹、嘔吐、消化不良。

⑶手法：一指禪推、摩、按、揉。

6. 建里

⑴位置：在中脘下一寸。
⑵主治：胃脘疼痛、腹脹、嘔吐、食慾不振。
⑶手法：按、揉、一指禪推。

7. 神闕

⑴位置：臍的中間。
⑵主治：腹痛、泄瀉。
⑶手法：摩、揉、按。

8. 天樞

⑴位置：去肓俞一寸五分，俠臍兩旁各二寸陷者中。
⑵主治：繞臍腹痛，嘔吐、腹脹、腸鳴、痢疾。
⑶手法：揉、按。

9. 氣海

⑴位置：臍下一・五寸。

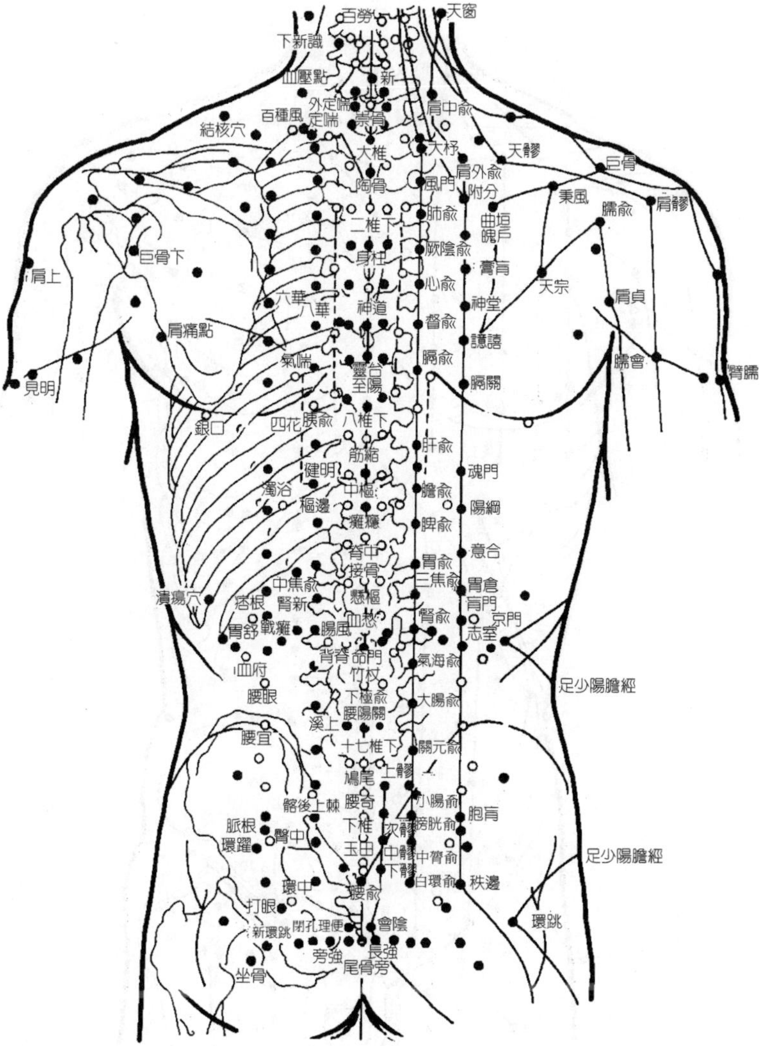
百勞
天窗
下新識
血壓點
新
外定喘
定喘
百種風
崇骨
肩中俞
結核穴
大椎
大杼
天髎
巨骨
肩外俞
陶骨
風門
附分
秉風
臑俞
肩髎
肺俞
曲垣
魄戶
二椎下
巨骨下
身柱
厥陰俞
膏肓
肩上
心俞
天宗
六華
神堂
肩貞
八華
神道
督俞
肩痛點
譩譆
氣喘
膈俞
臑會
靈台
至陽
膈關
臂臑
見明
銀口
四花
胰俞
八椎下
肝俞
筋縮
魂門
健明
濁浴
中樞
膽俞
樞邊
陽綱
癱癰
脾俞
脊中
意合
接骨
胃俞
中焦俞
三焦俞
胃倉
潰瘍穴
痞根
腎新
懸樞
肓門
京門
血愁
腎俞
胃舒
戰癱
腸風
志室
背脊
命門
氣海俞
竹杖
血府
足少陽膽經
腰眼
下極俞
大腸俞
腰陽關
溪上
腰宜
十七椎下
關元俞
鳩尾
上髎
髂後上棘
腰奇
小腸俞
胞肓
脈根
下椎
次髎
膀胱俞
臀中
環躍
玉田
中髎
中膂俞
足少陽膽經
下髎
白環俞
秩邊
環中
腰俞
打眼
環跳
新環跳
閉孔理便
會陰
旁強
長強
尾骨旁
坐骨

軀幹正面穴位

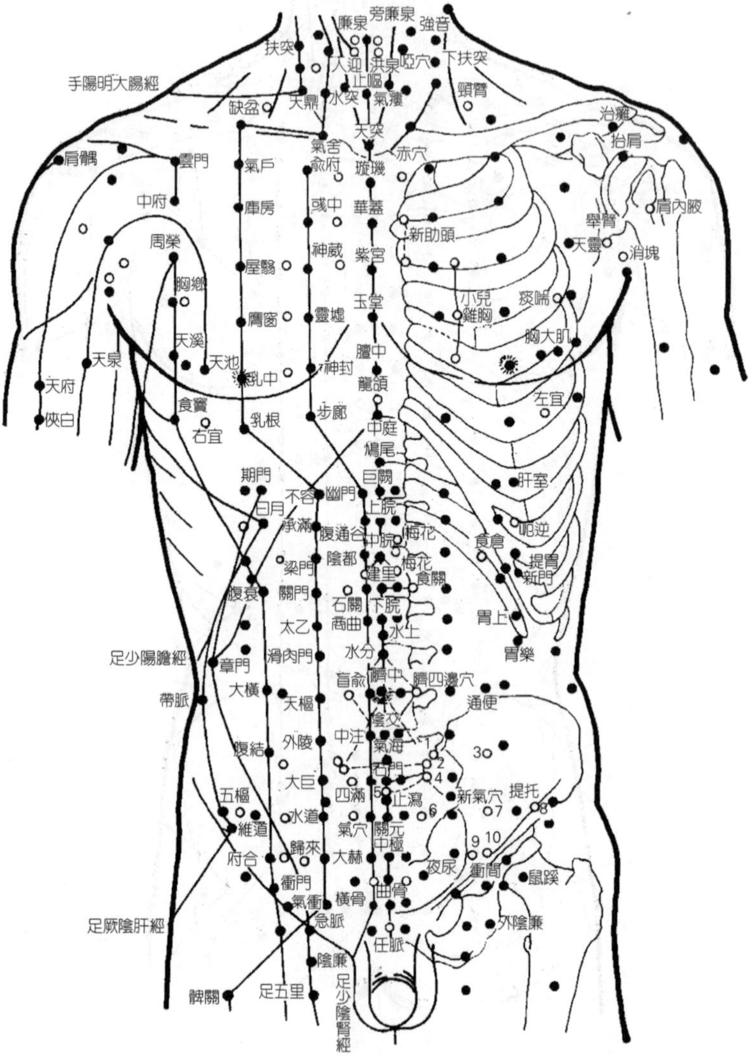
廉泉
旁廉泉
強音
扶突
人迎
洪泉
啞穴
下扶突
手陽明大腸經
止嘔
天鼎
水突
氣癭
頸臂
缺盆
天突
治癱
氣舍
抬肩
肩髃
雲門
氣戶
俞府
璇璣
赤穴
中府
庫房
彧中
華蓋
肩內腧
新助頭
舉臂
周榮
神藏
紫宮
天靈
消塊
胸鄉
屋翳
玉堂
小兒
雞胸
痰喘
膺窗
靈墟
天溪
膻中
胸大肌
天泉
天池
神封
乳中
龍頷
天府
食竇
左宜
俠白
步廊
乳根
中庭
右宜
鳩尾
期門
巨闕
肝室
不容
幽門
日月
上脘
承滿
腹通谷
梅花
呃逆
中脘
食倉
梁門
陰都
梅花
提胃
建里
新門
食關
腹哀
關門
石關
下脘
商曲
胃上
太乙
水上
足少陽膽經
滑肉門
水分
胃樂
章門
肓俞
臍中
臍四邊穴
大橫
通便
帶脈
天樞
陰交
中注
外陵
氣海
1
3
腹結
石門
2
4
大巨
四滿
5
止瀉
新氣穴
提托
五樞
6
7
8
水道
維道
氣穴
關元
9
10
中極
歸來
府舍
大赫
夜尿
衝間
鼠蹊
衝門
曲骨
橫骨
氣衝
急脈
外陰廉
足厥陰肝經
任脈
陰廉
足少陰腎經
足五里
髀關

軀幹背面穴位

(2)主治：腹痛、月經不調，遺尿。
(3)手法：一指禪推、摩、揉、按。

10. **梁門**

(1)位置：在承滿下一寸。
(2)主治：胃痛、嘔吐、食慾不振、大便溏。
(3)手法：一指禪推法、按、揉。

11. **關元**

(1)位置：臍下三寸。
(2)主治：腹痛、痛經、遺尿。
(3)手法：一指禪推、摩、揉、按。

12. **中極**

(1)位置：在臍下四寸。
(2)主治：小便不利、遺溺不禁，陽痿、早泄。
(3)手法：按、揉、摩。

13. **日月**

(1)位置：在期門下一寸五分。

(2)主治：脇肋疼痛、脹滿、嘔吐、呑酸、黃疸。

(3)手法：揉、按、摩。

14. **章門**

(1)位置：在大橫外，直臍季脇端。

(2)主治：腹痛、腹脹、腸鳴、嘔吐、神疲肢倦。

(3)手法：一指禪推法、按、揉。

15. **期門**

(1)位置：乳頭直下，第六肋間隙。

(2)主治：胸肋痛。

(3)手法：摩、揉、按。

16. **京門**

(1)位置：第十二肋端。

(2)主治：腸鳴、泄瀉、腹脹、腰脇痛。

(3)手法：按、揉。

17. 水分

(1)位置：在下脘下一寸，臍上一寸。

(2)主治：腹痛、腹脹、腸鳴、泄瀉、翻胃、水腫。

(3)手法：一指禪推法、按、揉。

(二)肩背腰臀部常用腧穴

1. 大椎

(1)位置：第七頸椎棘突下。

(2)主治：感冒、發熱、落枕。

(3)手法：一指禪推、滾、按、揉。

2. 身柱

(1)位置：第三胸椎棘突下。

(2)主治：腰脊強痛。

(3)手法：滾、一指禪推、扳、按。

3. **神道**

(1)位置：在第五胸椎棘突下。

(2)主治：心痛、驚悸、怔忡、失眠健忘、氣喘。

(3)手法：一指禪推法、按、揉。

4. **至陽**

(1)位置：在第七胸椎棘突下。

(2)主治：胸脇脹痛、腹痛黃疸、咳嗽氣喘。

(3)手法：按、揉、摩、壓。

5. **命門**

(1)位置：第二腰椎棘突下。

(2)主治：腰脊疼痛。

(3)手法：滾、一指禪推、按、揉、擦、扳。

6. **腰陽關**

(1)位置：第四腰椎棘突下。

(2)主治：腰脊疼痛。

(3)手法：滾、一指禪推、按、揉、擦、扳。

7. 肩井

(1)位置：大椎穴與肩峰連線的中點。
(2)主治：項強、肩背痛、手臂上舉不便。
(3)手法：拿、滾、一指禪推、按、揉。

8. 肩中俞

(1)位置：大椎穴旁開二寸。
(2)主治：咳嗽、氣喘、肩背疼痛、視物不清。
(3)手法：一指禪推、滾、按、揉。

9. 肩外俞

(1)位置：第一胸椎棘突下旁開三寸。
(2)主治：肩背酸痛、頸項強急、上肢冷痛。
(3)手法：一指禪推、滾、按、揉。

10. 風門

(1)位置：第二胸椎棘突下，旁開一・五寸。

(2)主治：傷風、咳嗽、項強、腰背痛。
(3)手法：一指禪推、滾、按、揉。

11. **肺俞**

(1)位置：第三胸椎棘突下，旁開一・五寸。
(2)主治：咳嗽氣喘、胸悶、背肌勞損。
(3)手法：一指禪推、滾、按、揉、彈撥。

12. **心俞**

(1)位置：第五胸椎棘突下，旁開一・五寸。
(2)主治：失眠、心悸。
(3)手法：一指禪推、滾、按、揉、彈撥。

13. **膈俞**

(1)位置：第七胸椎棘突下，旁開一・五寸。
(2)主治：嘔吐、噎膈氣喘、咳嗽、盜汗。
(3)手法：一指禪推、滾、按、揉。

14. 肝俞

(1)位置：第九胸椎棘突下，旁開一・五寸。
(2)主治：脇肋痛、肝炎、目糊。
(3)手法：一指禪推、滾、按、揉、彈撥。

15. 膽俞

(1)位置：第十胸椎棘突下，旁開一・五寸。
(2)主治：脇肋痛，口苦、黃疸。
(3)手法：一指禪推、點、按、揉。

16. 脾俞

(1)位置：第十一胸椎棘突下，旁開一・五寸。
(2)主治：胃脘脹痛、消化不良、小兒慢脾驚。
(3)手法：一指禪推、點、按、揉、彈撥。

17. 胃俞

(1)位置：第十二胸椎棘突下、旁開一・五寸。
(2)主治：胃病、小兒吐乳、消化不良。

(3)手法：一指禪推、點、按、揉、滾、彈撥。

18. **三焦俞**

(1)位置：第一腰椎棘突下、旁開一・五寸。

(2)主治：腸鳴、腹脹、嘔吐、腰背強痛。

(3)手法：一指禪推、按、揉。

19. **腎俞**

(1)位置：第二腰椎棘突下，旁開一・五寸。

(2)主治：腎虛、腰痛、遺精、月經不調。

(3)手法：一指禪推、按、揉。

20. **志室**

(1)位置：在第二腰椎棘突下，兩旁各三寸陷者中。

(2)主治：遺精、陽痿、陰痛下腫、小便淋瀝。

(3)手法：按、揉。

21. **大腸俞**

(1)位置：第四腰椎棘突下、旁開一・五寸。

(2)主治：腰腿痛、腰肌勞損、腸炎。
(3)手法：一指禪推、按、揉、彈撥。

22. 環跳

(1)位置：股骨大轉子與骶裂孔連線的外三分之一與內三分之二交界處。
(2)主治：腰腿痛、偏癱。
(3)手法：滾、點、壓、按。

23. 秩邊

(1)位置：第四骶椎下，旁開三寸。
(2)主治：腰臀痛、下肢痿痺、小便不利、便秘。
(3)手法：滾、拿、彈撥、按。

(四)上肢部常用腧穴

1. 肩髃

(1)位置：肩峰前下方，舉臂時呈凹陷處。
(2)主治：肩膀痛、肩關節活動障礙、偏癱。

(3)手法：一指禪推、按、揉。

2. 肩髎

(1)位置：肩峰外下方、肩髃穴後寸許凹陷中。

(2)主治：肩臂酸痛，肩關節活動不便。

(3)手法：一指禪推、按、揉、滾、拿。

3. 肩貞

(1)位置：腋後皺襞上一寸。

(2)主治：肩關節酸痛、活動不便、上肢癱瘓。

(3)手法：拿、按、揉、滾。

4. 臂臑

(1)位置：曲池穴上七寸處，當三角肌止點外端。

(2)主治：肩關節酸痛、活動不便、上肢癱瘓。

(3)手法：拿、按、揉、滾。

5. 尺澤

(1)位置：肘橫紋中，肱二頭肌腱橈側。

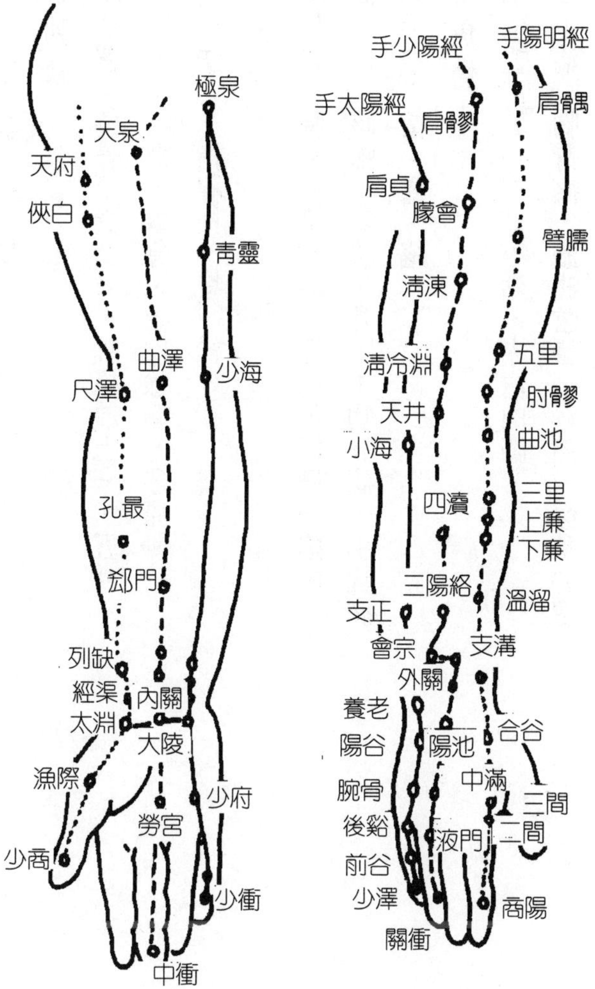
極泉
天泉
天府
俠白
青靈
曲澤
少海
尺澤
孔最
郄門
列缺
經渠
內關
太淵
大陵
魚際
少府
勞宮
少商
少衝
中衝
手少陽經
手陽明經
手太陽經
肩髃
肩髎
肩貞
臑會
臂臑
清泺
五里
清冷淵
肘髎
天井
曲池
小海
三里
四瀆
上廉
下廉
三陽絡
溫溜
支正
支溝
會宗
外關
養老
合谷
陽谷
陽池
中滿
腕骨
三間
後谿
液門
二間
前谷
少澤
商陽
關衝

上肢穴位

(2)主治：肘臂攣痛、咳喘、胸脇脹滿、小兒驚風。
(3)手法：拿、按、揉。

6. 列缺

(1)位置：橈骨莖突上方，腕橫紋上一・五寸。
(2)主治：咳嗽、氣急、頭項強痛、牙痛。
(3)手法：一指禪推、按、揉。

7. 太淵

(1)位置：腕橫紋橈側端，橈動脈橈側凹陷中。
(2)主治：咳嗽、氣喘、乳脹、咽喉痛、手腕痛。
(3)手法：按、揉、掐。

8. 魚際

(1)位置：第一掌骨中點，赤白肉際。
(2)主治：胸背痛、頭痛眩暈、喉痛、發熱惡寒。
(3)手法：按、揉、掐。

9. **少商**

(1)位置：拇指橈側指甲角旁約〇・一寸。

(2)主治：中風昏撲，手指攣痛，小兒驚風。

(3)手法：掐。

10. **曲池**

(1)位置：屈肘，當時橫紋外端凹陷中。

(2)主治：發熱、高血壓、手臂腫痛、肘痛。

(3)手法：拿、按、揉。

11. **手三里**

(1)位置：曲池穴下二寸。

(2)主治：肘攣，屈伸不利，手臂麻木酸痛。

(3)手法：拿、按、揉、一指禪推。

12. **陽谿**

(1)位置：腕背橫紋橈側，兩筋之間。

(2)主治：頭痛、耳鳴、齒痛、咽喉腫痛、目赤。

(3)手法：掐、按、拿、揉。

13. **合谷**

(1)位置：手背、第一、二掌骨之間，約平第二掌骨中點處。

(2)主治：頭痛、牙痛、發熱、喉痛、指攣。

(3)手法：拿、按、揉。

14. **極泉**

(1)位置：腋窩正中。

(2)主治：胸悶脇痛、臂肘冷痲。

(3)手法：拿、彈撥。

15. **神門**

(1)位置：腕橫紋尺側端、尺側腕屈肌腱的橈側凹陷中。

(2)主治：驚悸、怔忡、失眠、健忘。

(3)手法：拿、按、揉。

16. **內關**

(1)位置：腕橫紋上二寸，掌長肌健與橈側腕屈肌腱之間。

(2)主治：胃痛、嘔吐、心悸、精神失常。
(3)手法：一指禪推、按、揉、拿。

17. 大陵

(1)位置：腕橫紋中央，掌長肌腱與橈側腕屈肌腱之間。
(2)主治：心痛心悸、胃痛、嘔吐、癲癇、胸脇痛。
(3)手法：按、揉、彈撥。

18. 曲澤

(1)位置：肘橫紋中，肱二頭肌腱尺側緣。
(2)主治：上肢酸痛顫抖。
(3)手法：拿、按、揉。

19. 勞宮

(1)位置：手掌心橫紋中，第二、三掌骨之間。
(2)主治：心悸、顫抖。
(3)手法：拿、按、揉。

20. **外關**

(1)位置：腕背橫紋上二寸，橈骨與尺骨之間。

(2)主治：頭痛、肘臂手指痛、屈伸不利。

(3)手法：一指禪推、滾、按、揉。

21. **陽池**

(1)位置：腕背橫紋中，指總伸肌腱尺側凹陷中。

(2)主治：肩臂痛、腕痛、瘧疾、消渴、耳聾。

(3)手法：一指禪推、按、揉。

22. **中諸**

(1)位置：握拳、第四、五掌骨小頭後緣之間凹陷中。

(2)主治：偏頭痛、掌指痛屈伸不利，肘臂痛。

(3)手法：點、按、揉、一指禪推。

23. **後谿**

(1)位置：第五掌指關節後尺側，橫紋頭赤白肉際。

(2)主治：頭項強痛、耳聾、咽痛、齒痛、目翳。

(3)手法：掐。

24. 養老

(1)位置：尺骨小頭橈側緣凹陷中。

(2)主治：目視不明，肩臂腰痛。

(3)手法：掐、按、揉。

(五)下肢部常用腧穴

1. 髀關

(1)位置：髂前上嵴與髕骨外緣連線上，平臀溝處。

(2)主治：腰腿痛、下肢麻木痿軟、筋攣急、屈伸不利。

(3)手法：按、拿、彈撥、滾。

2. 伏兔

(1)位置：髕骨外上緣上六寸。

(2)主治：膝痛冷麻、下肢癱瘓。

(3)手法：滾、按、揉。

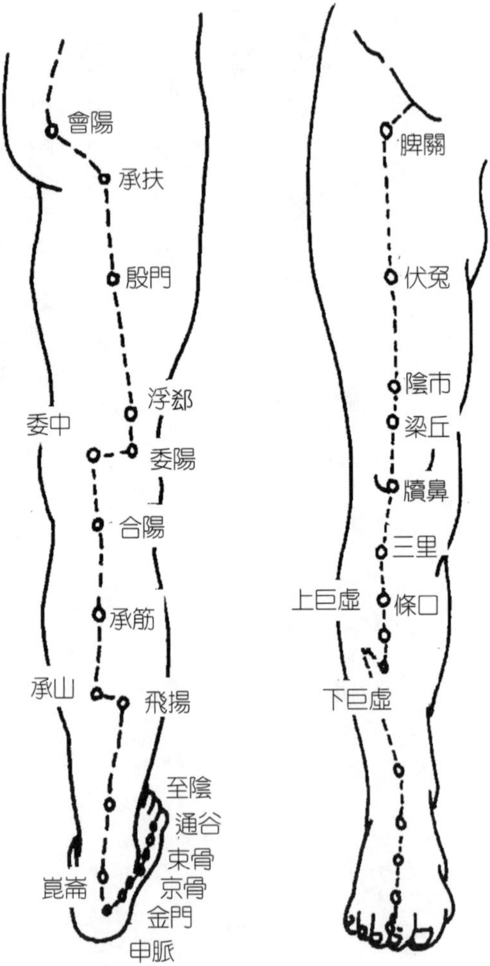
會陽
承扶
殷門
浮郄
委中
委陽
合陽
承筋
承山
飛揚
至陰
通谷
束骨
崑崙
京骨
金門
申脈
髀關
伏兔
陰市
梁丘
犢鼻
三里
上巨虛
條口
下巨虛

下肢穴位

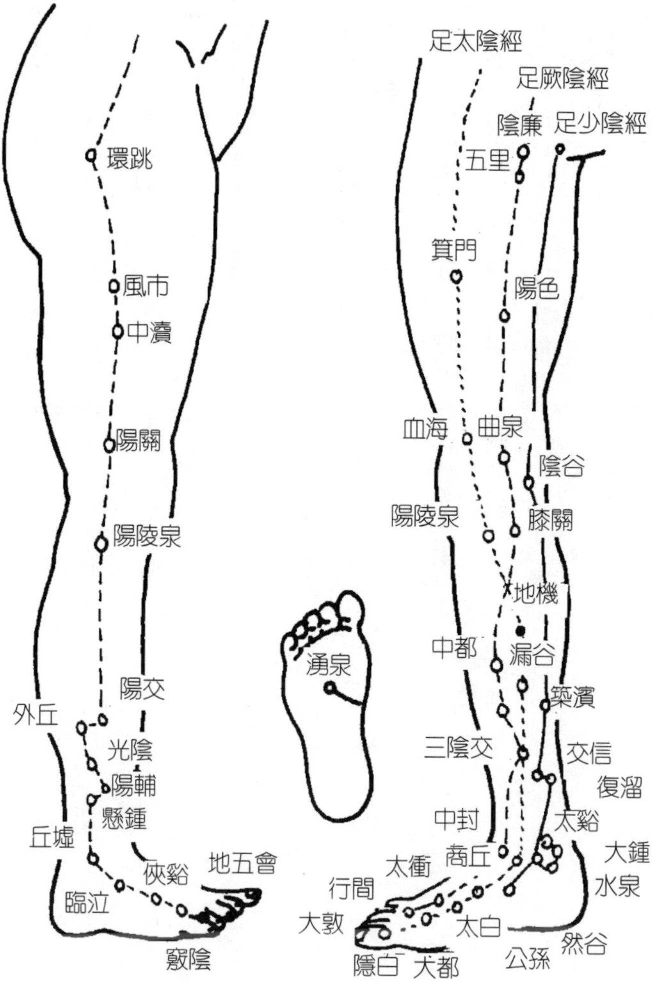
環跳
風市
中瀆
陽關
陽陵泉
陽交
外丘
光陰
陽輔
懸鍾
丘墟
俠谿
地五會
臨泣
竅陰
湧泉
足太陰經
足厥陰經
陰廉
足少陰經
五里
箕門
陽色
血海
曲泉
陰谷
陽陵泉
膝關
地機
中都
漏谷
築濱
三陰交
交信
復溜
中封
太谿
大鍾
太衝
商丘
水泉
行間
大敦
太白
然谷
公孫
隱白
大都

下肢穴位

3. 陰市

(1)位置：在膝上三寸、伏兔下。

(2)主治：腿膝痲痺、酸痛、屈伸不利、下肢不遂。

(3)手法：按、揉、拿、點。

4. 梁丘

(1)位置：髕骨外上緣上二寸。

(2)主治：膝痛冷痛。

(3)手法：滚、按、點、拿。

5. 足三里

(1)位置：犢鼻穴下三寸，脛骨前嵴外一橫指處。

(2)主治：腹痛、腹瀉、便秘、下肢冷痲。

(3)手法：按、點、一指禪推。

6. 陽陵泉

(1)位置：腓骨小頭前下方凹陷中。

(2)主治：膝關節酸痛，脇肋痛。

(3)手法：拿、點、按、揉。

7. 膝眼

(1)位置：在膝頭骨下，兩旁陷者中。

(2)主治：膝關節酸痛，鶴膝風、腳氣、腿痛。

(3)手法：拿、按、揉。

8. 三陰交

(1)位置：內踝上三寸，脛骨內側面的中央。

(2)主治：失眠、腹脹納呆、遺尿、婦女病。

(3)手法：按、點、拿。

9. 絕骨（懸鍾）

(1)位置：外踝上三寸，腓骨後緣。

(2)主治：頭痛、項強、下肢酸痛。

(3)手法：拿、按。

10. 豐隆

(1)位置：外膝眼與外側踝尖連線之中點。

⑵主治：頭痛、痰嗽、肢腫、便秘、狂癇。
⑶手法：一指禪推、按、揉。

11. 解谿

⑴位置：足背踝關節橫紋中央，拇長伸肌腱與趾長伸肌腱之間。
⑵主治：踝關節扭傷，足趾痲木。
⑶手法：按、拿、掐、點。

12. 太衝

⑴位置：足背、第一二跖骨底之間凹陷中。
⑵主治：頭痛、眩暈、高血壓、小兒驚風。
⑶手法：拿、按、揉。

13. 委中

⑴位置：膕橫紋中央。
⑵主治：腰痛、膝關節屈伸不利，半身不遂。
⑶手法：滾、拿、按、揉、一指彈推。

14. **承山**

(1)位置：腓腸肌兩肌腹之間凹陷的頂端。

(2)主治：腰腿痛，腓腸肌痙攣。

(3)手法：滾、拿。

15. **崑崙**

(1)位置：外踝與跟腱之間凹陷中。

(2)主治：頭痛、項強、腰痛、踝關節扭傷。

(3)手法：按、拿、點。

16. **太谿**

(1)位置：內踝與跟腱之間凹陷中。

(2)主治：喉痛、齒痛、不寐、遺精、陽痿。

(3)手法：一指禪推、拿、按、揉。

17. **闌尾穴**

(1)位置：足三里穴下約二寸處。

(2)主治：闌尾炎、腹痛。

(3)手法：按、拿、揉、點。

18. **膽囊穴**

(1)位置：陽陵泉直下一寸。

(2)主治：膽絞痛。

(3)手法：按、揉、點。

19. **湧泉**

(1)位置：足底中，足趾跖屈時呈凹陷處。

(2)主治：偏頭痛、高血壓、小兒發熱。

(3)手法：擦、按、拿。

20. **坵墟**

(1)位置：外踝前下方，趾長伸肌腱外側凹陷中。

(2)主治：踝關節痛，胸肋痛。

(3)手法：按、點、拿。

瘦身保健按摩常用手法

一、概　述

按摩手法是指術者用手或肢體的其他部位或借助於器械，按照特定的技巧動作，在體表進行各種操作的方法。

按摩手法可以用手、足、肘、膝等部位進行操作，但用手操作使用最多，故稱為手法，手法的操作要有一定的動作形式，有一定的規範。動作的幅度、頻率、手法作用的時間和方向，作用力的大小都有一定的要求，形成規範的手法。

手法是按摩醫學用來防治疾病、強身健體、益壽延年的主要手段。實踐證明，手法的熟練程度和運用適當與否是取得效果的關鍵所在。要熟練地運用手法，就必須經過認真刻苦訓練才能達到。

按摩療法起源於手法，是從早期人類的千百次隨意活動或本能的動作中逐漸認識、提高、總結出來的。早在類人猿時期，為了生存，人們要同惡劣的自然環境，同野獸和疾病作抗爭，在肢體遭受碰撞，野獸傷害或生病時發生疼痛症狀，人們便會本能地用手去撫摩、按壓或擊打疼痛部位，多次實踐發現，經過撫摩、按壓或擊打的部位疼痛便會減輕，人體頓覺輕快、舒服。這樣經過千百次的生活實踐，人們不斷地認識……總結……再認識，再總結提高的基礎上，最後逐漸形成了以簡單手法為主要手段來防治疾病，養生保健的最古老的按摩療法的。可見，手法在按摩醫學中所處地位的重要性了。

二、手法的要求

大量按摩實踐和經絡研究成果表明，人體經絡、腧穴只在接受到持續的，具有一定深度功力的刺激作用後，才能發揮出經絡、腧穴的獨具的雙向調節作用。這種「雙向調節作用」最明顯的特徵是當人體無論處於何種狀態，受刺激的經絡腧穴都能夠向有利於人體的方向進行調節。

據此經絡、腧穴的特性，在長期的按摩實踐中，對按摩手法悟出了最基本的要求，那就是持久、有力、均勻、柔和而至深透。

所謂持久就是指手法操作過程中能持續運用一定的時間，保持動作的連貫性，動作不走樣，始終按動作的規定要領進行操作。

有力，是指手法要對機體具有一定的壓力，力量的大小取決於受術者體質強弱，人體胖瘦，部位深淺，不同種類的疾病以及老幼之別，力量過大或過小都是不適宜的。

所謂均勻，是指手法在操作時，動作要保持節律性，保持一定的幅度和一定的運動速度，手法力量要均勻一致，不可忽快忽慢，壓力忽輕忽重，動作要保持既平穩又有節律性。

所謂柔和是要求手法在操作時，不可生硬粗暴，不能施蠻力，用力要緩和靈活，手法相互變換時要自然協調要做到「輕而不浮，重而不滯」。深透是指手法的刺激雖然作用於體表，但功力可深達深部肌肉、韌帶、關節並可達五臟六腑。

手法要達到上述要求必須經過認真刻苦的練習，堅持不懈的實踐操作，才能由生變熟，熟能生巧，達到手隨心轉，法從手出，運用自如的境界。

三、瘦身保健常用基本手法

按摩的手法很多，名稱亦不統一。手法的分類上也各不相同。長期以來雖經努力對按摩手法進行多方面整理研究，歸納分類，也取得了一定進展和成果。然而就目前來講，由於按摩發展的歷史原因，手法之多，門派之廣。使手法分類實難統一。就其手法實用性來講，瘦身保健按摩掌握二十餘種手法可滿足需要，現敘述如下：

（一）按　法

以指掌或肘等著力於一定的部位或穴位上逐漸向下用力按壓，按而留之的一種手法稱按法。按法可分為指按法、掌按法和肘按法。（圖2—1）（圖2—2）（圖2—3）

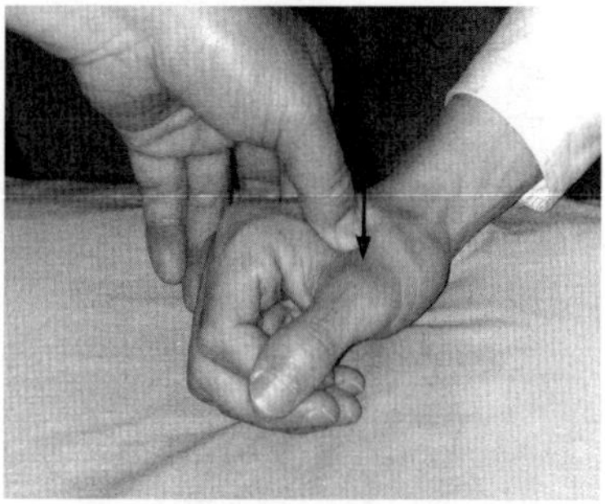

圖 2–1

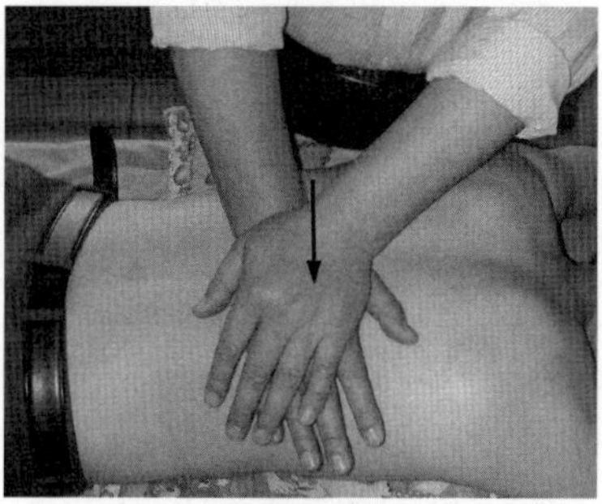

圖 2–2

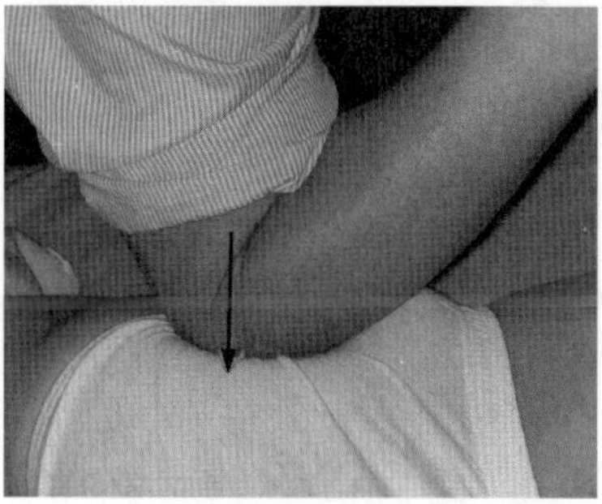

圖 2–3

按法是較原始的手法之一，它具有舒筋通絡，解痙止痛、放鬆肌肉、滑利關節、矯正畸形、開通閉塞、散寒祛邪、保健美容的作用，指按法接觸面積小，刺激強弱容易控制調節，對全身各個部位的經絡穴位均可應用。

掌按法接觸面積較大，主要適用於肩背、腰臂、胸腹及下肢膝關節以上前後部位。

肘按法刺激量較大，多用於肌肉豐厚部位以及腰臀、大腿部，實際應用是根據防治疾病的種類不同，養生保健的選用的部位和穴位不同，而產生的具體作用也各異。

（二）摩 法

用手掌掌面或食、中、無名指指腹，附著於一定部位上以腕部連同前臂，作有節律的環旋運動的一種手法，用掌面著力稱掌摩法，用指腹著力的稱指摩法。（圖2－4）（圖2－5）

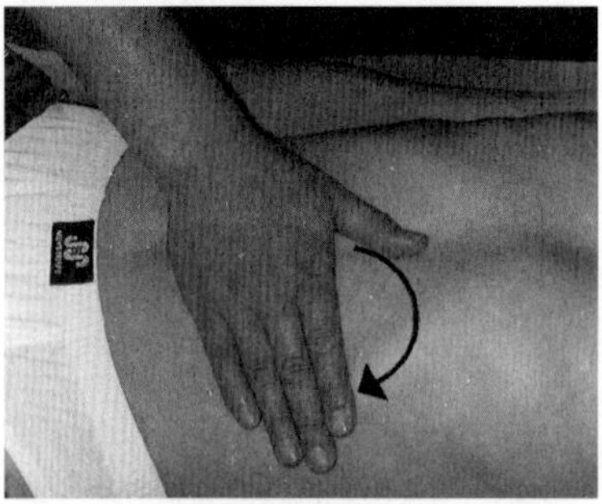
圖2-4

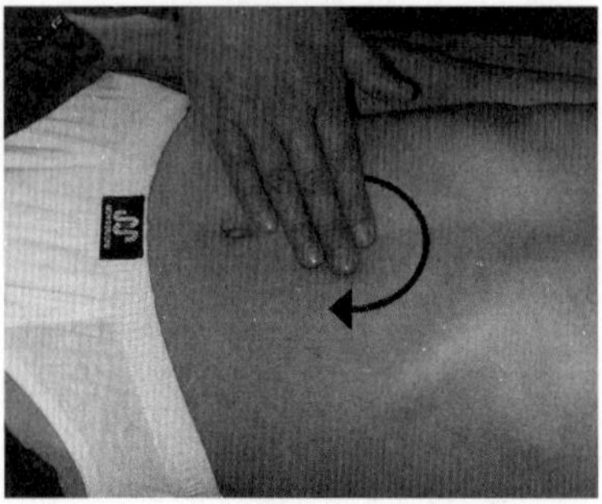
圖2-5

摩法在具體操作時只在局部體表作環形運動而不帶動該處的皮下組織，摩法刺激輕柔緩和，具有健脾和中、寬胸理氣、行氣活血、增進食慾、消腫止痛、消積導滯、調節胃腸功能紊亂等功效，增進食慾常用於胸腹、脇肋部位，應用於脾胃虛弱、不思飲食、腹脹、腹泄便秘等胃腸疾病，尤其對養生保健方面應用較多，摩法在幼兒保健應用上尤為重要，幼兒常摩腹配合推脾土，捏脊和揉足三里，可令幼兒脾胃健旺，氣血充足，百病不生，摩法也常用於美容。

(三)推　法

用指、掌、肘部著力於一定部位上作單方向的移動的手法稱推法，用指、掌、肘分別操作稱為指推法，掌握推法和肘推法。（圖2－6）（圖2－7）（圖2－8）

指推法適用於全身部位，常用於四肢，肩背及胸脘腹部，具有舒筋通絡、消瘀散結、促進氣血運行等作用。

掌推法常用於胸腹部，腰背部及下肢部，具有行氣活血，緩解肌肉痙攣等作用。

肘推法力量較強，刺激量較大，常用於腰背脊柱，大腿肌肉豐厚的部位，具有平衡陰陽，調和氣血，調節臟腑功能，緩解肌肉痙攣等作用。

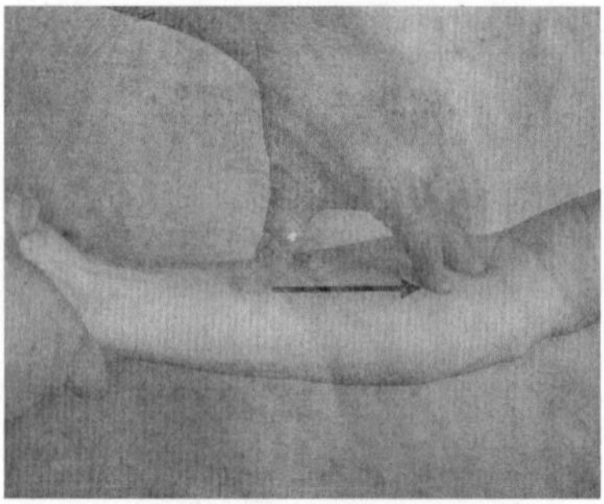

圖2-6

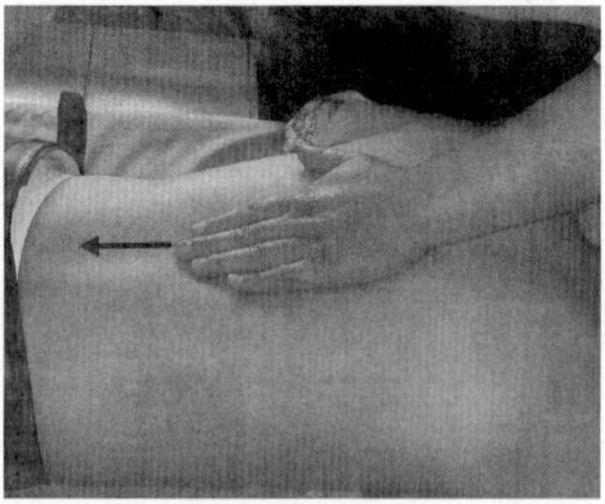

圖2-7

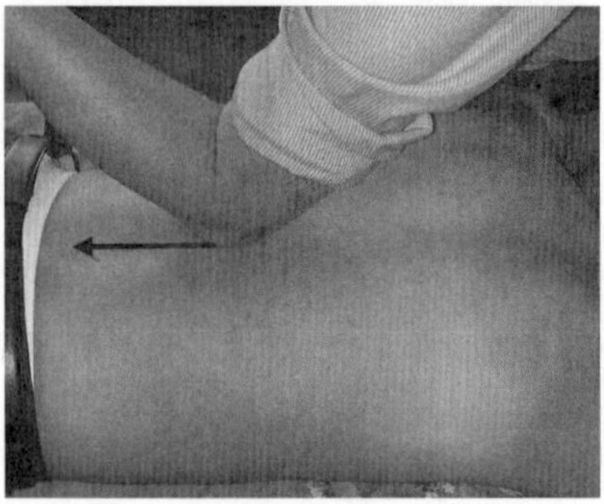

圖2-8

(四)揉　法

用手掌大魚際，掌根部或手指腹吸定於一定部位或穴位上，腕關節放鬆，前臂做主動擺動，帶動腕關節及掌指作輕柔和緩和的擺動或環旋運動，帶動該處的皮下組織，用大魚際、掌根或拇、食、中指腹著力分別稱大魚際揉法，掌根揉法和指揉法。（圖2—9）（圖2—10）（圖2—11）

本法輕柔緩和，刺激量小，適用於全身各部，具有寬胸理氣、健脾胃、增進食慾、消積導滯、消腫止痛等作用，揉法可以防治脘腹疼痛、胸悶脇脹、食慾不振、脾胃虛弱、腹脹、以及外傷所致紅腫疼痛。同時揉法也是保健按摩的常用手法。常與按法、抹法配合使用，可防治視物過久眼睛疲勞、視物模糊、預防耳廓凍傷、預防耳聾、面部美容等。

(五)抹　法

用單手或雙手的拇指羅紋面等緊貼皮膚，作上下或左右直線或弧線往返移動的手法稱抹法。（圖2—12）

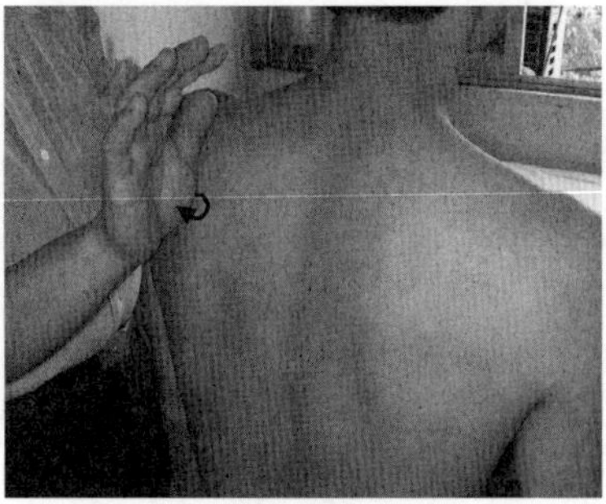

圖 2-9

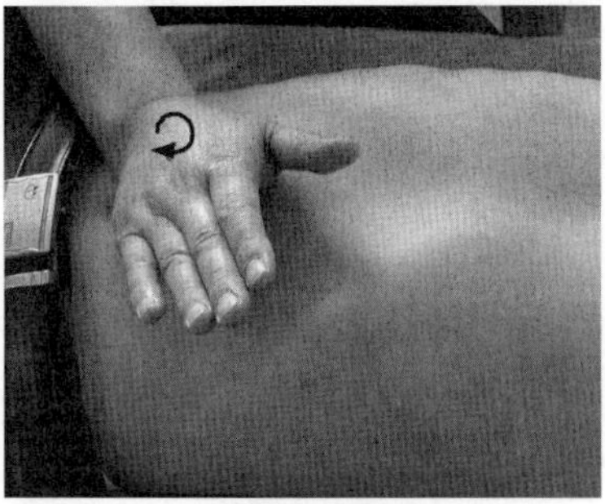

圖 2-10

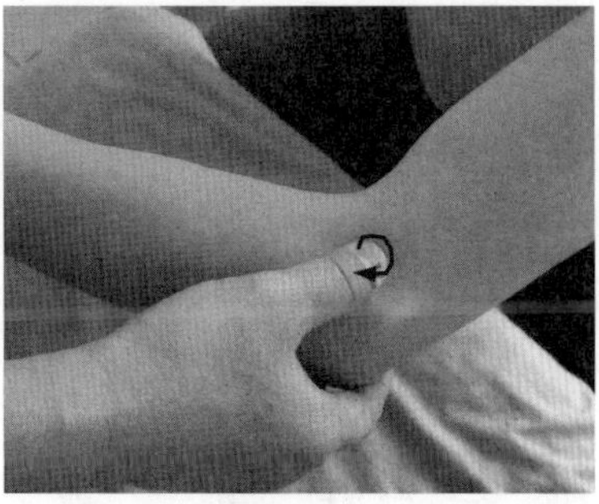

圖 2-11

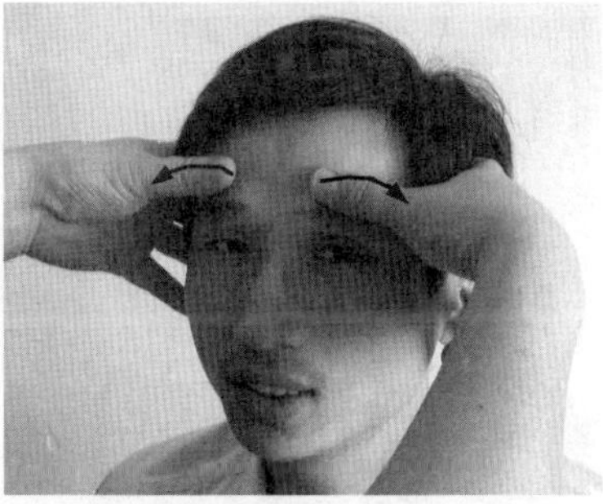

圖 2-12

抹法主要適用於頭面部。它是美容按摩中最常用的手法，具有開竅鎮靜、醒腦明目、擴張皮膚血管、活血潤膚、防止皮膚衰老、消除面部皺紋（主要是額紋和魚尾紋），亦可防治頭暈、頭痛、失眠等病症，在具體運用抹法時，用力要均勻，移動要緩，做到輕而不浮，重而不滯，以防推破皮膚。

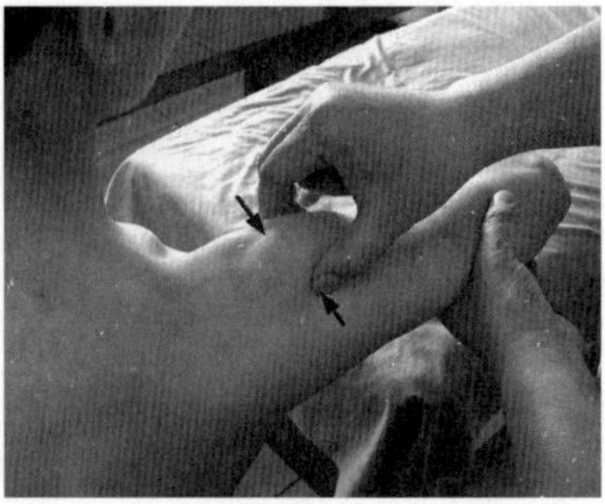

圖 2-13

(六)拿　法

用拇指和食、中指或用大拇指和其餘四指作對稱用力，提拿一定的部位或穴位，進行一緊一鬆的拿捏動作稱拿法。（圖2—13）

拿法屬於手法中刺激強度較大的手法，在實際應用時，一般多主張施術時間宜短，次數宜少為宜，拿法常配合其他手法用於頸項、肩部及四肢等部位，具有舒筋通絡、開竅止痛、行氣活血、祛風散寒、解除痙攣、解除疲勞等的作用，用於防治頭痛、項強、肩周炎、軟組織損傷、胃痛等病症，亦可用於抗衰老、面部皮膚乾燥等。

在具體操作時用力要由輕到重，再由重到輕，不可突然施力，或施蠻力，動作要緩和而有連續性。

（七）滾　法

以小魚際背側部位或小指、無名指、中指的掌指關節背側部位，附著於一定部位上，以肘關節為支點，前臂主動擺動並旋轉，帶動腕關節的屈伸外旋的連續活動，使產生的力持續地作用於治療部位上的手法稱滾法。（圖2－14）

滾法壓力大，接觸面積也比較大，該手法適用肩、臂、腰、臀及四肢及四肢肌肉豐厚部位，具有舒筋活血、滑利關節、緩解肌肉和韌帶痙攣、行氣活血及增強肌肉、韌帶活力、促進局部血液循環和消除肌肉疲勞的作用。由於此法作用廣泛，因此使用滾法對養生保健、緩解疲勞以及美容效果也比較好。

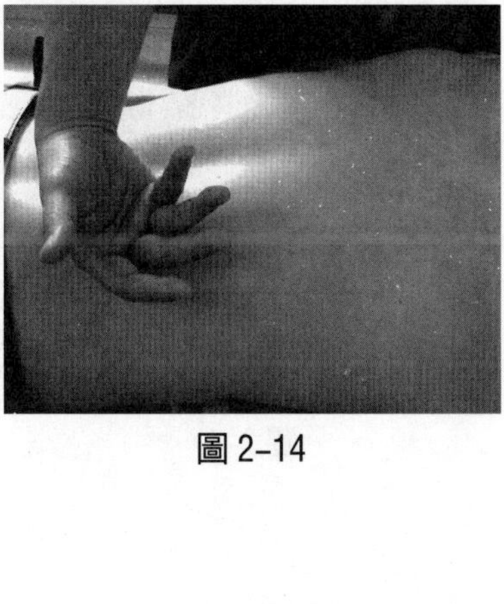
圖2-14

（八）擦　法

用全掌掌面、小魚際或大魚際部分著力於一定部位上，稍施壓力進行上下或左右直線摩擦運動，使之產生一定熱力的手法稱擦法。用全掌、大、小魚際部位著力操作分別稱全掌擦法和大、小魚際擦法。（圖2—15）（圖2—16）（圖2—17）

擦法可產生不同的熱量，是一種柔和溫熱的刺激。它具有溫經散寒、行氣活血、溫腎壯陽、健脾和胃以及活血化瘀等作用。

全掌擦法多用於胸腹及脇肋部；大魚際擦法多用於胸腹、腰背、四肢等關節部位；小魚際擦法多用於肩背腰臀及下肢部；擦法常用於內臟虛損，尤其是老年腎陰虛衰引起的症狀，以及氣血失調，寒邪入侵引起的疾病。同時能預防疾病、強壯形體、保健美容、掌擦鼻能預防感冒和鼻炎，常擦腰可防腰痛及衰老，常擦湧泉可防

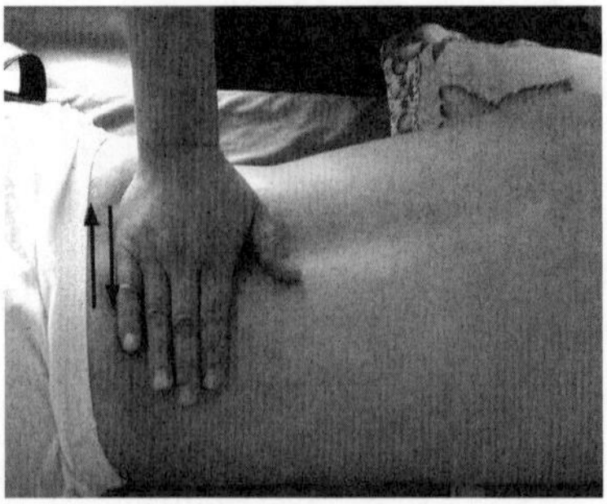

圖 2–15

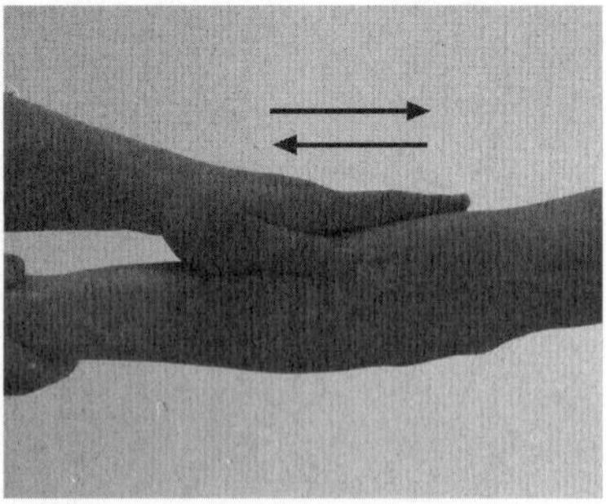

圖 2–16

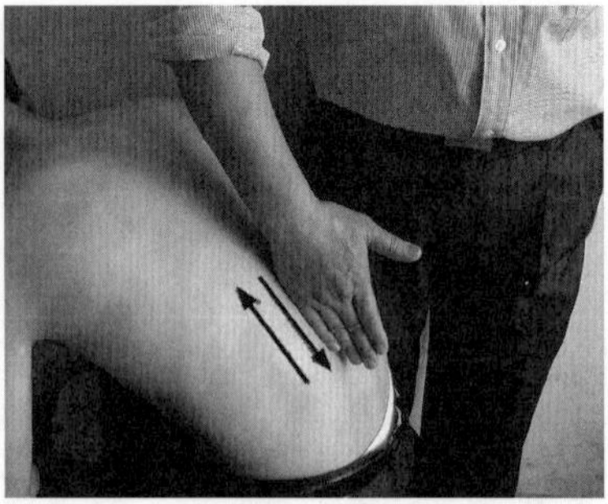

圖 2–17

治頭暈、高血壓等。

擦法在應用時，無論是上下的方向或左右方向都應直線往返，不可歪斜，往返距離要拉長，著力部分要緊貼體表不能硬用壓力，以免擦破皮膚。

(九)搓　法

用雙手掌面夾住肢體一定部位，相對用力，作快速搓揉，同時作上下往返移動的手法稱搓法（圖2－18）。

搓法是一種較溫和舒適的手法，搓法常用於腰背、胸脇及四肢部，尤其上肢最

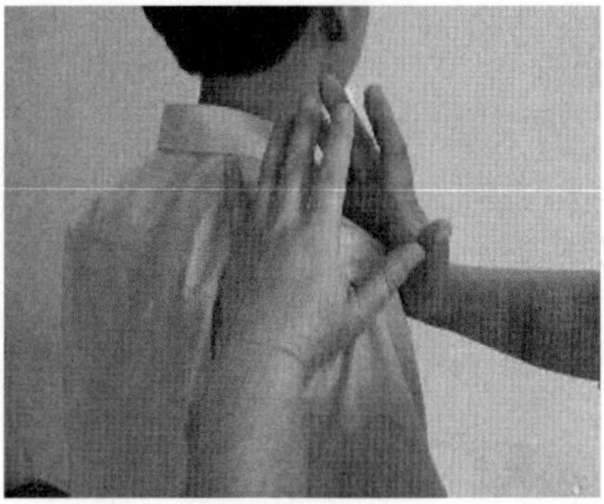

圖 2-18-1

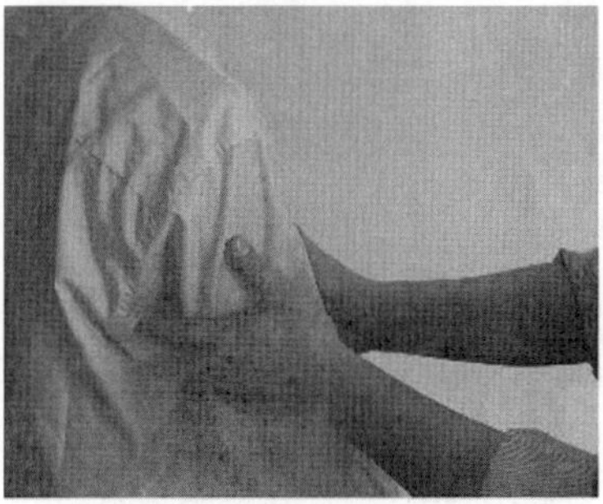

圖 2-18-2

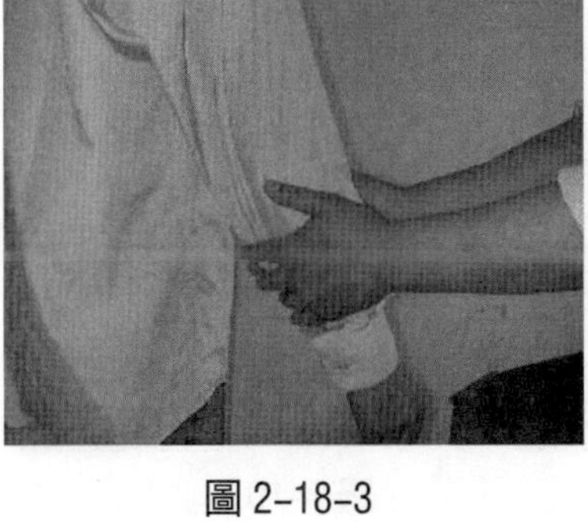

圖 2-18-3

為常用，搓法具有舒筋通絡、調和氣血、寬胸理氣、疏肝解鬱、放鬆肌肉和關節及消除疲勞的作用，在具體應用搓法時，應注意兩手用力要對稱，搓動要快，移動要慢。

(十)抖　法

用雙手握住肢體的遠端，用力作連續快速小幅度的抖動，使肢體產生的抖動波及由肢體遠端傳遞到近端，形如波浪的手法，稱抖法。（圖2—19）

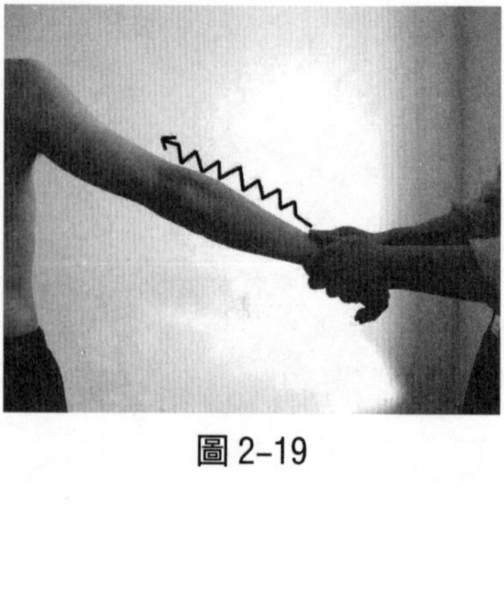

圖2-19

抖法是一種較為柔和輕鬆的手法，抖法適用於四肢。最常用於上肢，具有通經絡、活氣血、滑利關節、放鬆肌肉。增進關節功能恢復的作用。

抖法在實際應用時，不能拉動被抖的軀體，更不能向下用力拉動肩關節，其抖動的幅度與頻率，應始終保持一致。

(十一)擊　法

所謂擊法是指用拳背、掌根、側掌、指尖或用桑枝棒有節律地叩擊體表的手法，稱擊法。用拳背、掌根、側掌、指尖或桑枝棒進行操作分別稱拳背擊法、掌擊法、側擊法指尖擊法和棒擊法。（圖2—20）（圖2—21）（圖2—22）（圖2—23）（圖2—24）

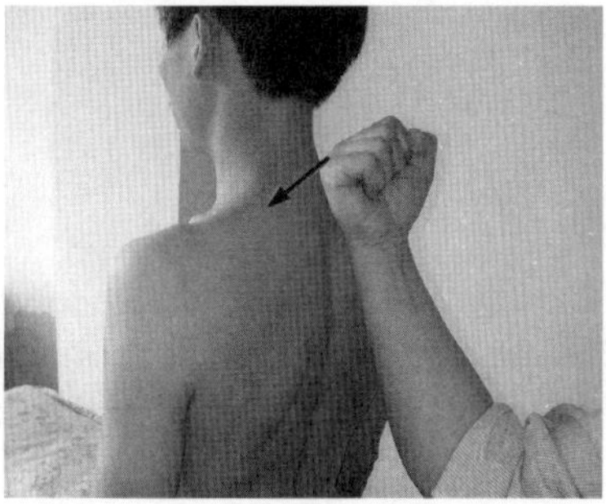

圖 2–20

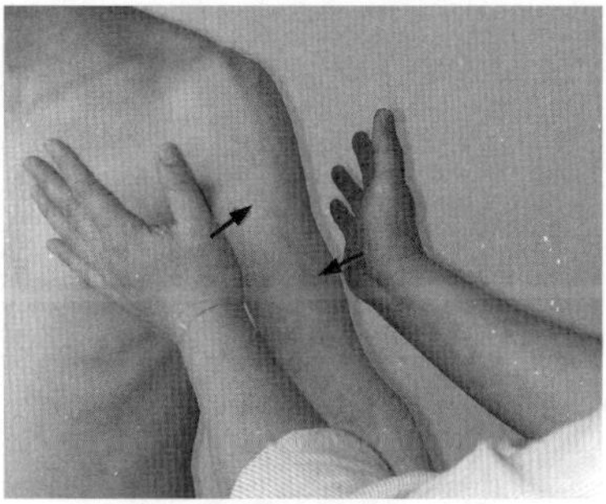

圖 2–21

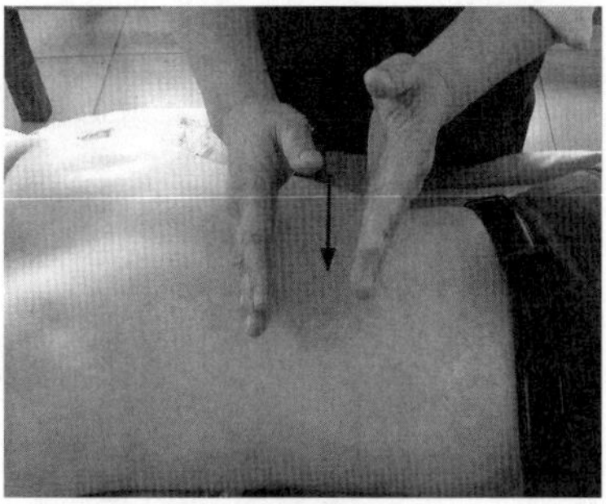

圖 2–22

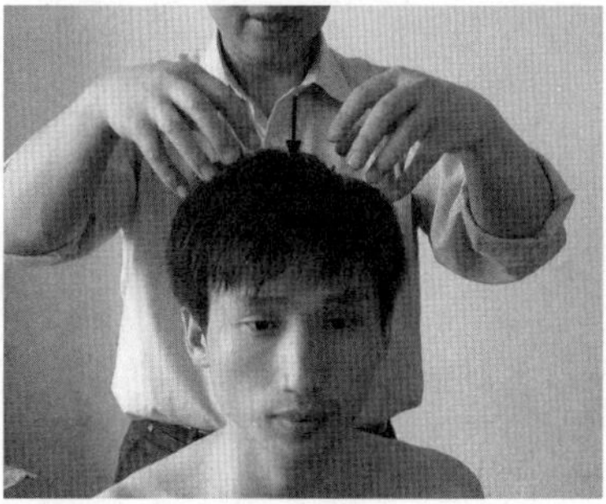

圖 2–23

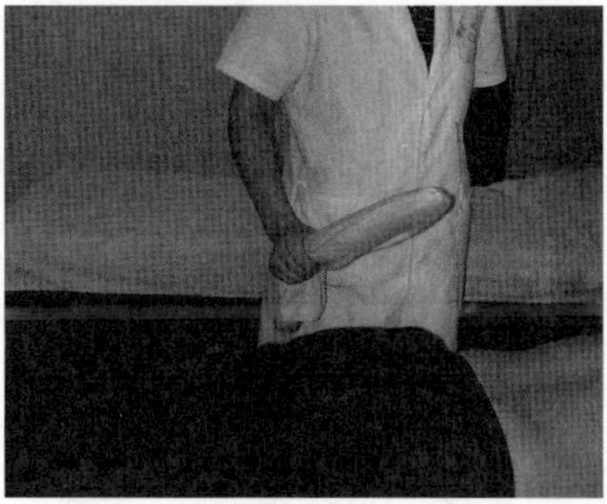

圖 2–24

拳擊法常用於腰背部、掌擊法常用於頭頂、腰臀及四肢部；側擊法常用於腰背及四肢部；指尖擊法常用於頭面、胸腹部；棒擊法常用於腰臀及四肢部。擊法具有舒筋通絡、開竅醒神、緩解痙攣的作用，擊法可以防治頭痛、肩背痛、肌肉萎縮、痺症，亦可用於解除疲勞，操作時擊法用勁要快速而短暫，垂直叩擊體表，棒擊時不能有抽拖動作，速度要均勻而有節奏。

(十二)搖　法

用一手握住關節近端肢體，另一手握住關節遠端肢體，使關節作被動緩和的環旋活動的一種手法，稱搖法。搖法運用於不同的關節部位稱各個關節的搖法。如頸項部搖法、肩關節搖法、髖關節搖法、踝關節搖法。（圖2—25）（圖2—26）（圖2—27）（圖2—28）

搖法是較常用的被動活動關節的手法。對肢體關節功能的增強與恢復，效果明顯，搖法具有明顯的放鬆肌肉、鬆懈黏連、滑利關節，緩解痙攣的作用，搖法可用於肢體許多關節，可以防治頸椎病、肩周炎、損傷所致關節強硬及屈伸不利，正確合理應用搖法於關節，可以增強關節活動的功能。

本法在具體應用上必須視被搖關節活動範圍大小，搖動幅度由小到大，逐漸增加。

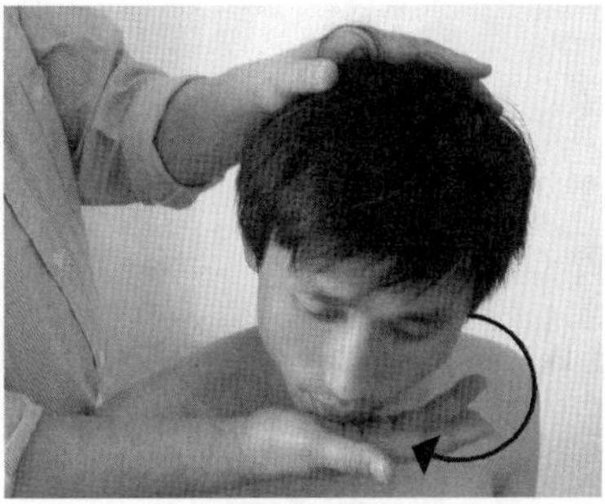

圖 2-25

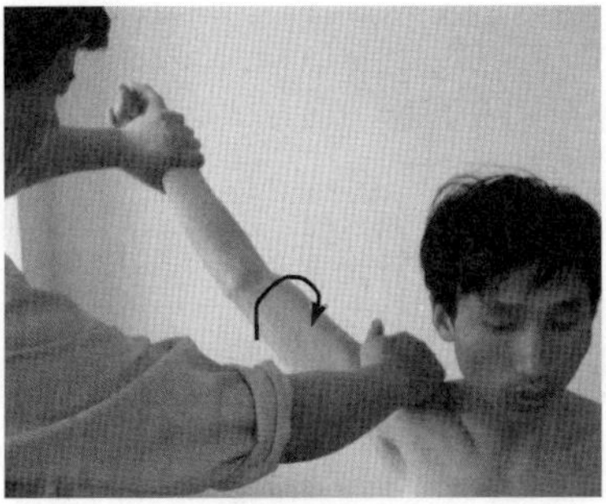

圖 2-26

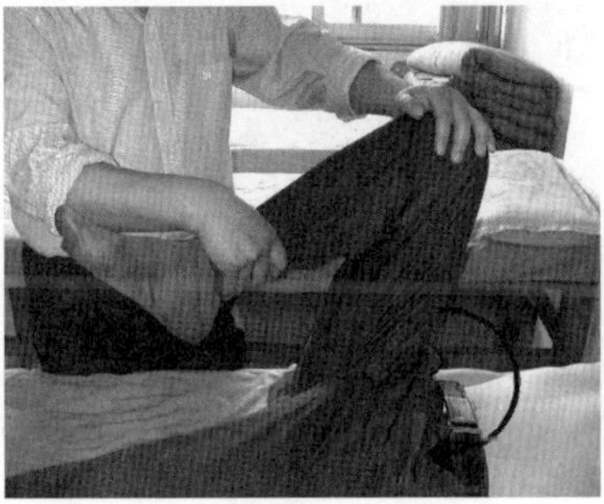

圖 2-27

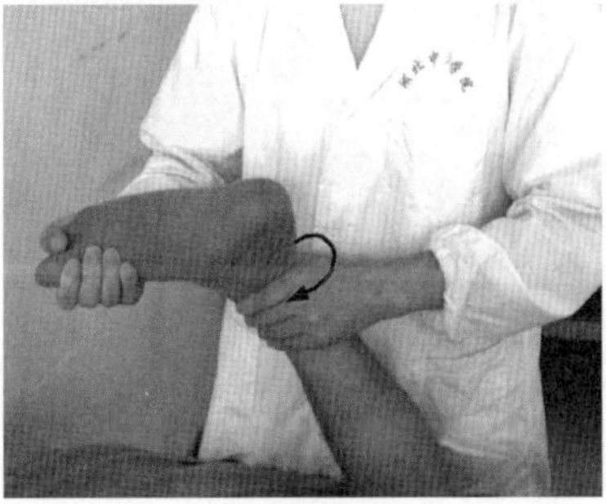

圖 2-28

(十三)扳　法

用雙手作同一方向或相反方向用力扳動肢體，使關節得以屈伸或旋轉，稱為扳法。扳法在不同的關節部位操作稱各關節扳法，如頸部扳法、肩部扳法、胸部扳法、腰部扳法等（圖2—29）（圖2—30）（圖2—31）（圖2—32）

扳法是運動關節類手法的一種，常用於脊柱及四肢

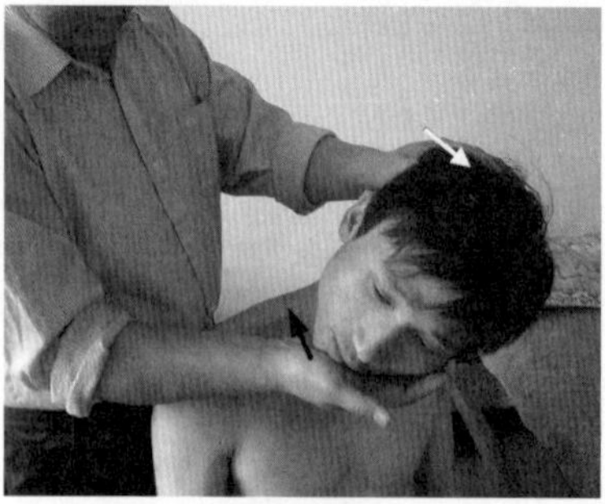

圖 2-29

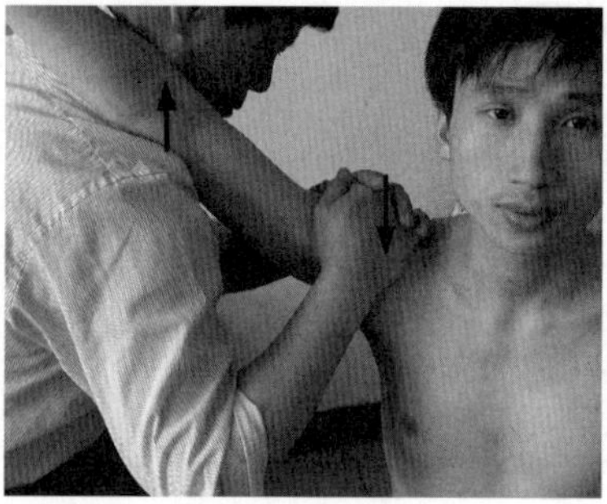

圖 2-30

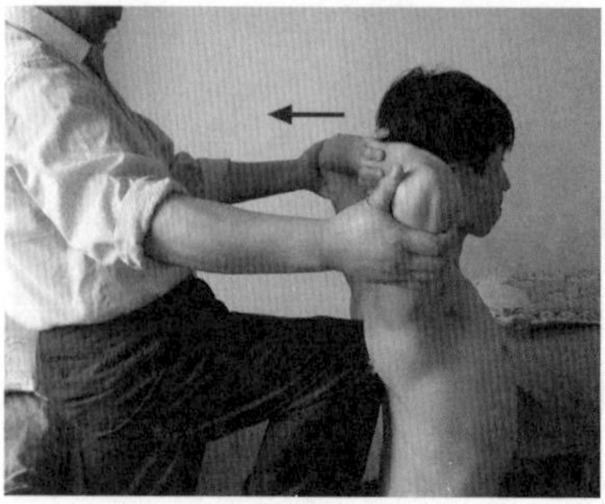

圖 2-31

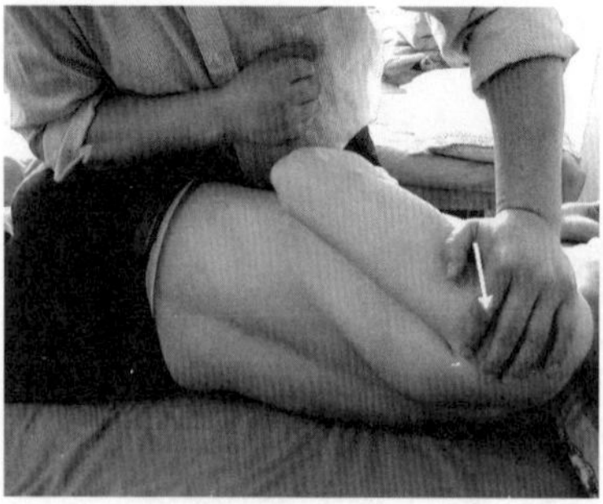

圖 2-32

關節部位。扳法具有理筋整復、滑利關節、糾正關節畸形、鬆解黏連等作用，合理地使用扳法可以治療脊柱小關節錯縫、關節黏連、關節功能障礙、關節畸形、緩解關節僵硬等病症，但對於年老體弱、關節結核、骨折或腫瘤以及關節嚴重畸形等病變，禁用此法，在實際應用時，動作要輕巧靈活，不能超出關節的正常生理活動範圍。

（十四）拍　法

將五指併攏，手掌微屈，用虛掌有奏地拍打肢體一定部位稱拍法。（圖2－33）

拍法在按摩保健中應用比較多，其主要作用是舒筋通絡、緩解痙攣、放鬆肌肉、疏通氣血、消除疲勞等，拍法可用於肩背、腰臀及四肢等部位，可防治肌膚麻木、肌肉萎縮、軟組織痙攣、急慢性腰痛等疾病。

（十五）捏　法

用雙手指指端分置於脊柱兩側，拇指向前，兩手食、中指前按，腕關節微屈，以兩手拇指與食指、中指

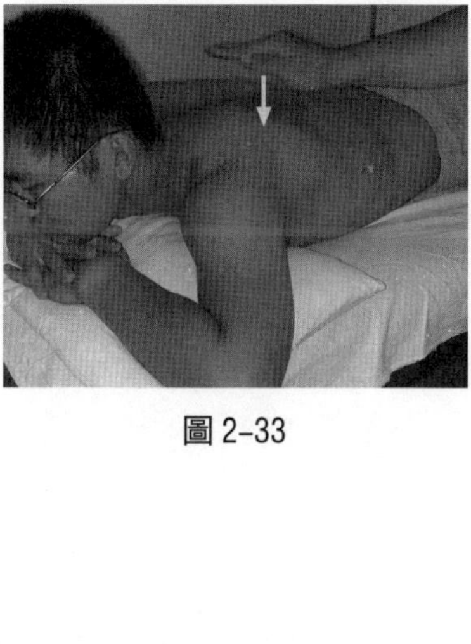

圖 2–33

羅紋面將皮膚捏起，然後雙手交替捻動向前推動。

方法：雙手食指屈曲，用食指橈側頂住肌膚，與拇指指腹同時用力提捏肌膚，雙手交替向前推動，兩法均稱為捏法或稱為捏脊法。（圖2—34）（圖2—35）

捏法或捏脊法主要應用於幼兒部位操作，適用於脊柱兩側，具有調整陰陽，加強人體各臟腑功能，提高機體免疫力，尤其是對健脾和胃的作用比較明顯。目前捏脊法已深入到家庭保健中，家長給自己的小孩經常捏脊能增進食慾、保持脾胃健旺、改善睡眠、強壯身體、促進幼兒生長發育。

捏脊法與幼兒推拿配合，可治療疳積、厭食、腹瀉、便秘、佝僂病、遺尿等病症。

另外，捏脊法對於成人的消化不良、食慾減退、神經衰弱、精神不振及婦女的月經不調、痛經、白帶過多等均有較好地調理作用。

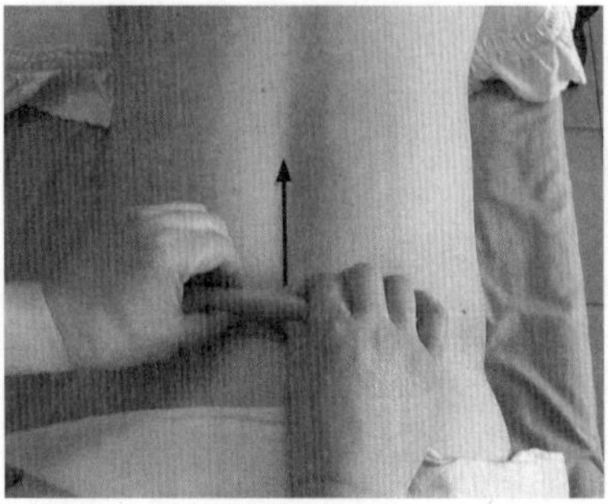

圖 2–34

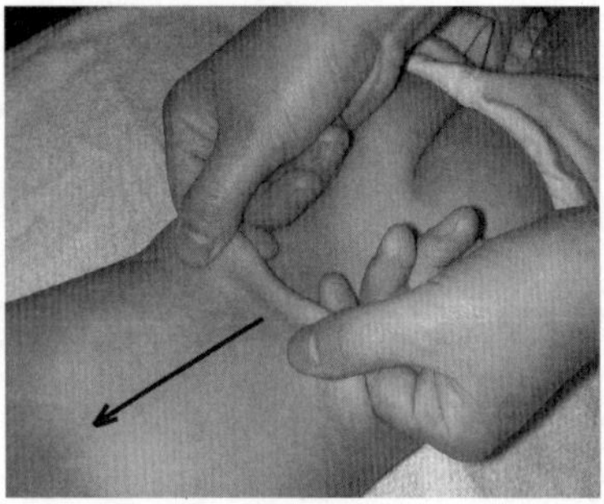

圖 2–35

（十六）拔伸法

拔伸即牽拉或牽引的意思，即固定關節或肢體的一端。牽拉另一端，應用對抗的力量使關節或半關節得到伸展的手法，稱拔伸法。

拔伸法用於不同的關節部位稱不同關節拔伸法。如：頸項部拔伸法，肩關節拔伸法，腕關節拔伸法，指間關節拔伸法……（圖2－36）（圖2－37）（圖2－38）（圖2－39）

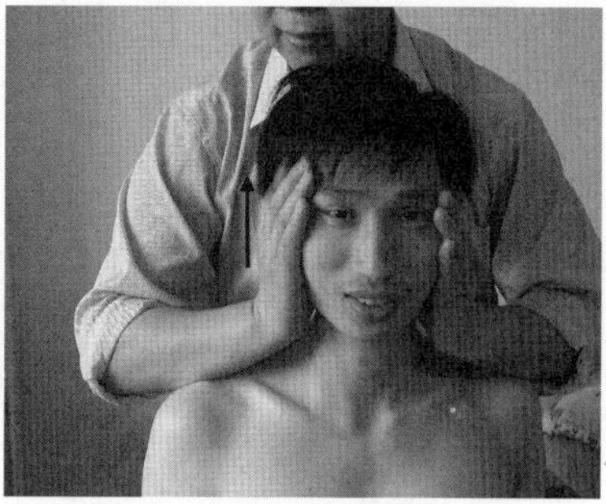
圖 2-36

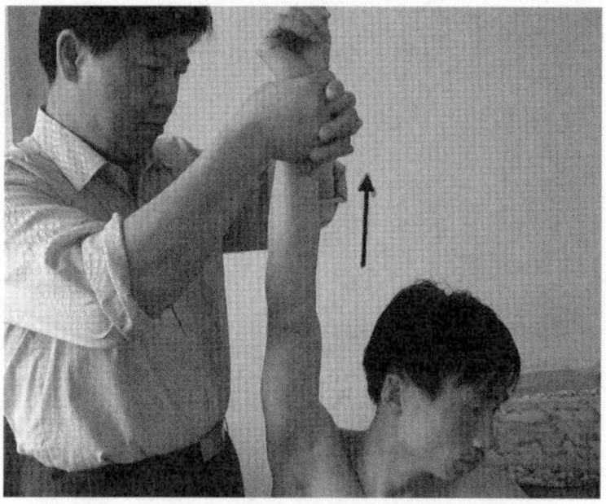
圖 2-37

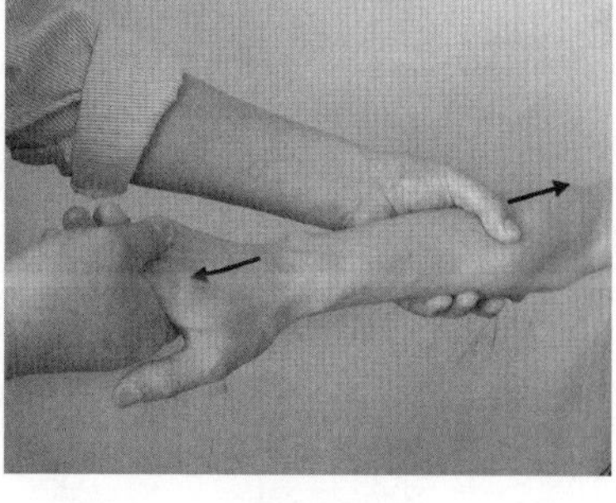
圖 2-38

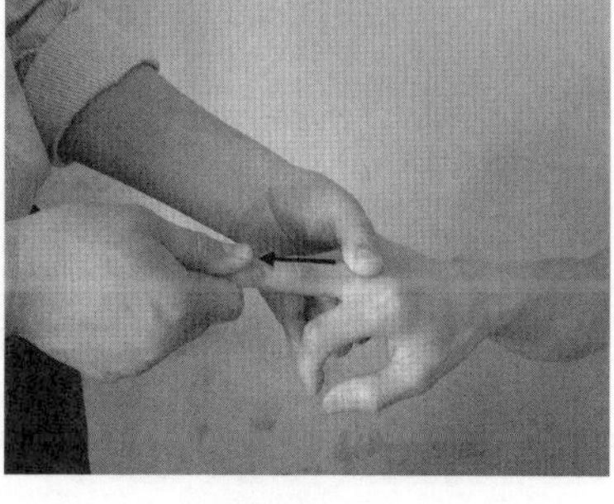
圖 2-39

拔伸法是骨科臨床的常用手法之一，臨床上常用於頸項部、肩、肘、腕、腰、髂、膝、踝等關節處，具有剝離黏連、整復錯位、緩解痙攣、滑利關節、糾正肢體短縮畸形的作用，治療肩周炎、肩關節脫位、頸椎病、腕關節扭傷、腰椎間盤突出症、急性腰扭傷、踝關節扭傷等症。

（十七）旋推法

以拇指羅紋面著力於一定的穴位上，拇指主動運動帶動著力部分作順時針方向的環旋移動，旋推的頻率每分鐘一百六十～二百次。（圖2—40）

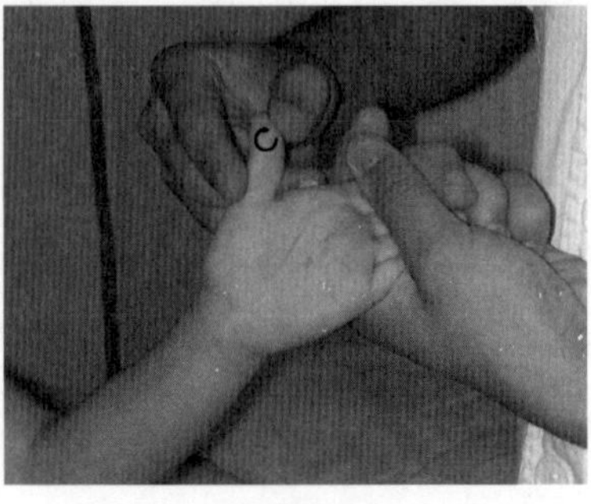

圖2–40

旋推法是幼兒常用的手法之一，旋推法主要用於幼兒手部五經穴和面狀穴位。如旋推脾經、旋推肺經等。

可以治療脾胃虛弱所致厭食、腹脹、腹泄或肺氣虛所致咳嗽氣喘、遺尿等病症，也可作為小兒保健的手法之一。

(十八)運　法

以拇指羅紋面或食、中指的羅紋在幼兒體表作環形或弧形移動，稱運法。（圖2—41）（圖2—42）

運法是幼兒常用的手法之一，運法主要用幼兒的某些特定穴位上：如運八卦、運土入水等，可以作為幼兒治療疾病和保健的常用手法。

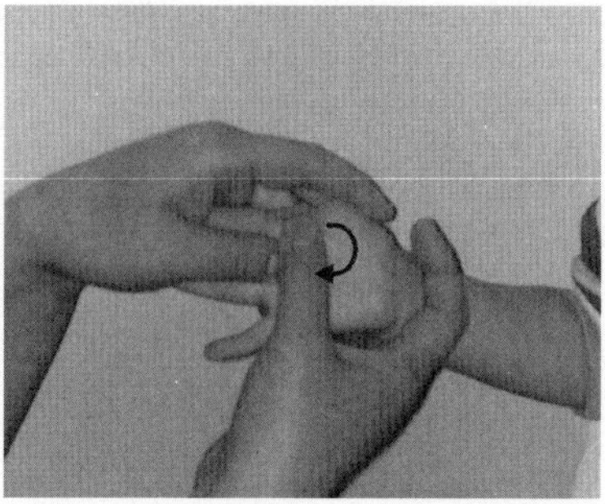

圖 2-41

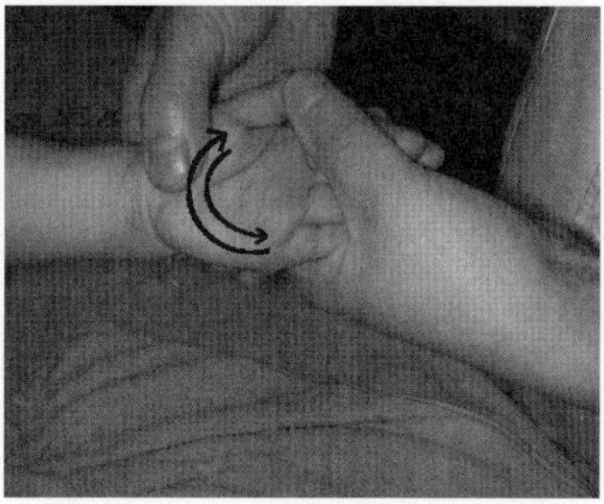

圖 2-42

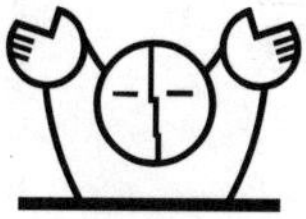

人體各部位的瘦身保健按摩

一、面部瘦身保健按摩

(一)推印堂至神庭法

受術者仰臥位，術者用雙手拇指從印堂向上推至神庭穴半分鐘。(圖3—1)

(二)分推印堂法

受術者仰臥位，術者用雙手拇指從印堂分推至太陽穴，然後點按太陽穴二～三次後，再沿耳前推到聽宮穴，點按二～三次，再回到印堂穴，反覆操作十～二十遍。(圖3—2)

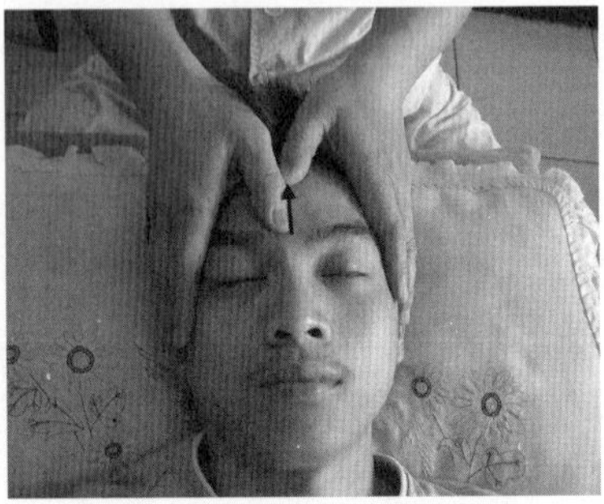

圖3-1

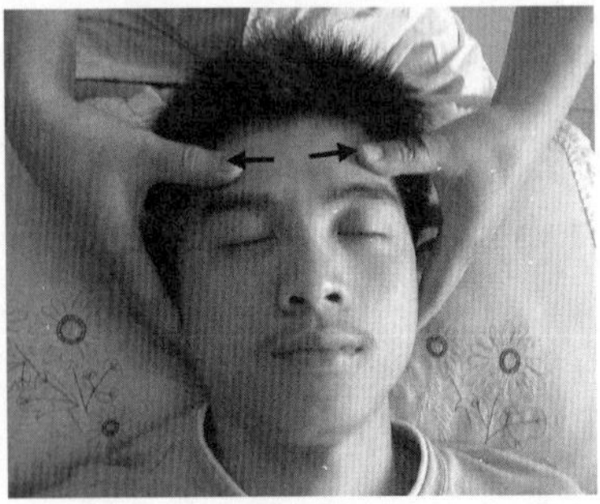

圖3-2

(三)勾點風池穴

受術者仰臥位，術者用雙手中指指端勾點風池穴十～二十次。（圖3－3）

(四)推揉鼻部

受術者仰臥位，術者用雙手拇指從鼻根部向下沿鼻梁兩側推抹至迎香穴，再轉向兩頰部十～二十次。（圖3－4）

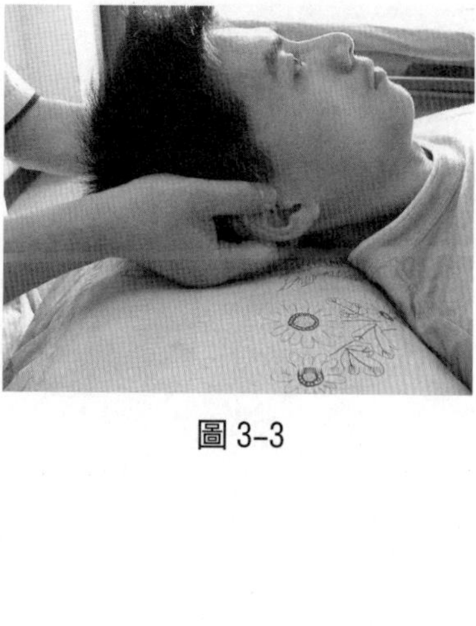

圖 3–3

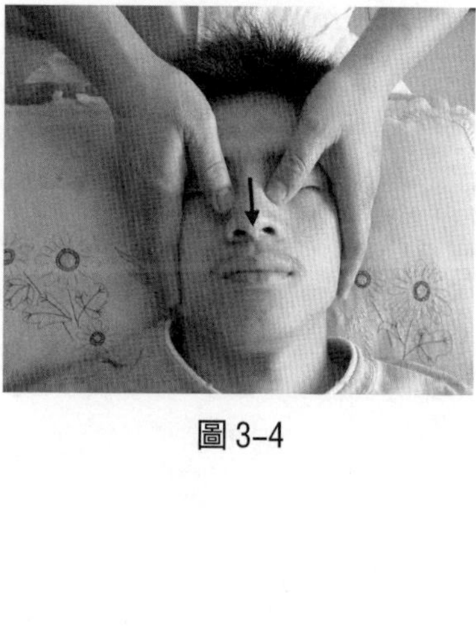

圖 3–4

（五）抹鼻部

受術者仰臥位，術者用雙手拇指從鼻尖交替上抹至印堂穴十～二十次。（圖3－5）

（六）捏揉雙眉法

受術者仰臥位，術者用雙手拇、食指相對用力輕捏雙眉部位皮膚，從攢竹穴捏揉至絲竹空，邊捏揉邊移動，動作要均勻、柔和、連貫，操作三～五遍。（圖3－6）

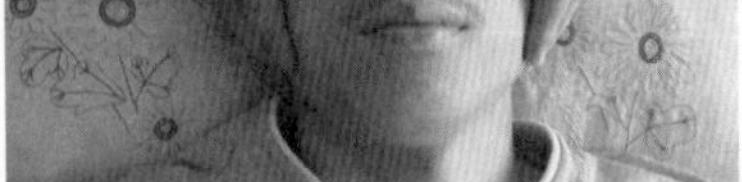

圖 3-5

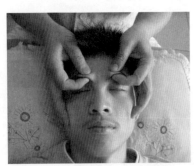

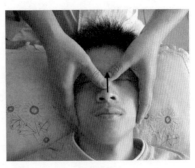

圖 3-6

（七）刮眼眶法

受術者仰臥位，術者半握拳，用食指橈側緣刮眼眶，上下眼眶均作十～二十次。（圖3—7）

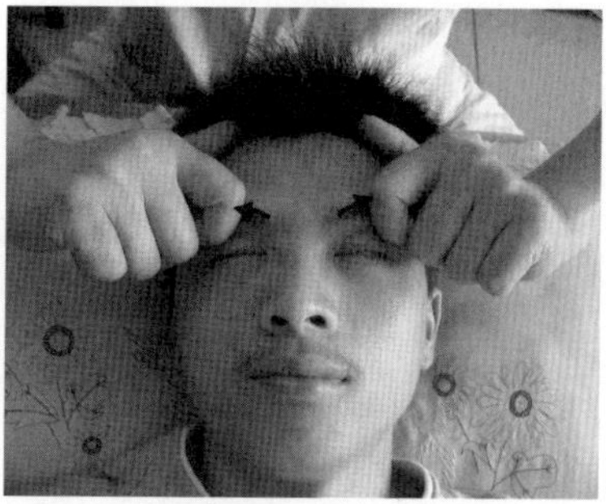

圖3-7-1

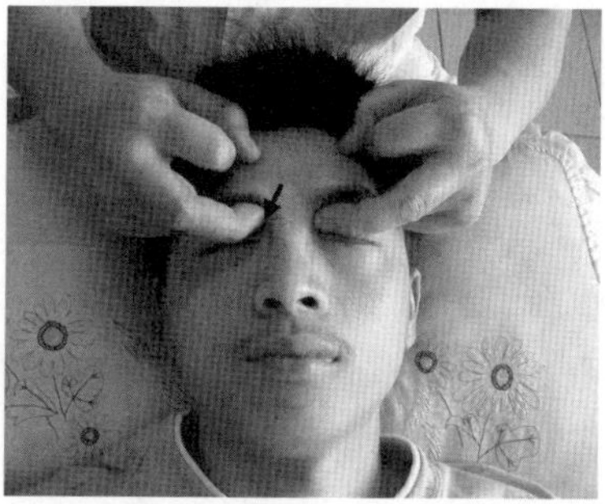

圖3-7-2

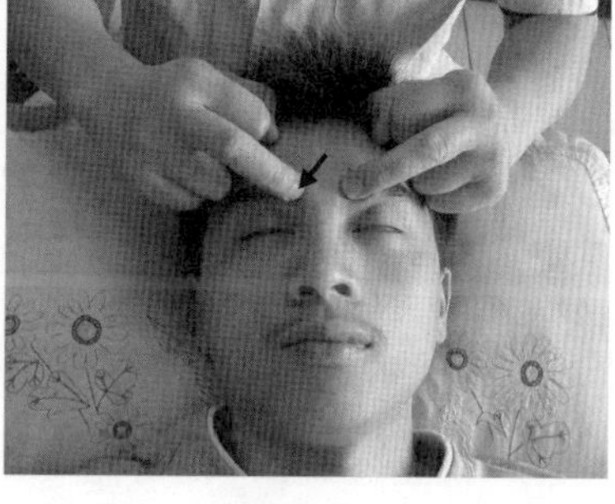

圖3-7-3

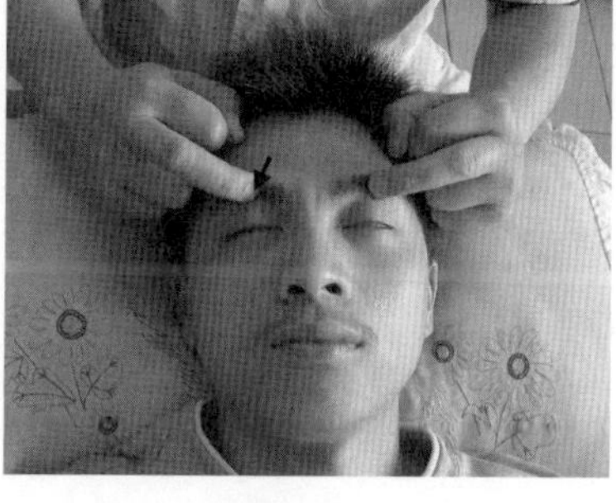

圖3-7-4

（八）按揉睛明、攢竹、魚腰、瞳子髎、四白穴

受術者仰臥位，術者中指腹按揉睛明、攢竹、魚腰、瞳子髎、四白穴，每穴半分鐘。（圖3—8）

（九）抹上眼皮法

受術者仰臥位，術者用雙拇指從裡向外抹上眼皮三～五次。（圖3—9）

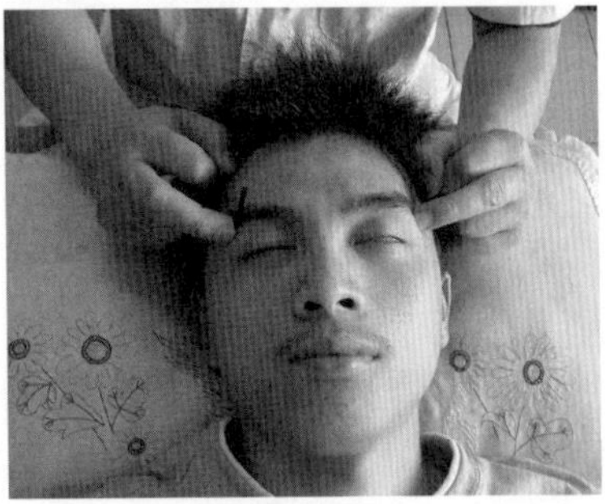

圖 3–8–1

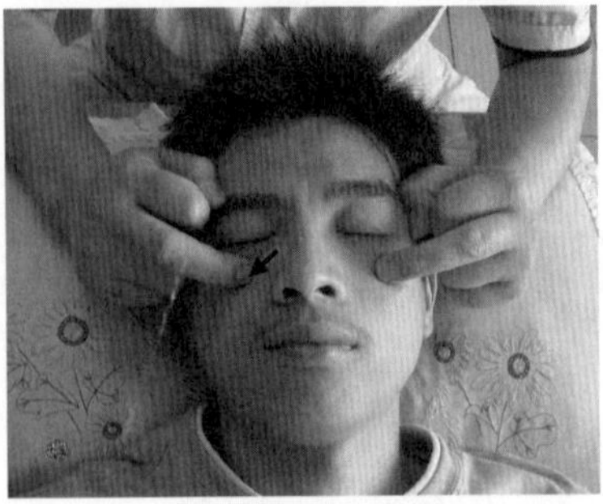

圖 3–8–2

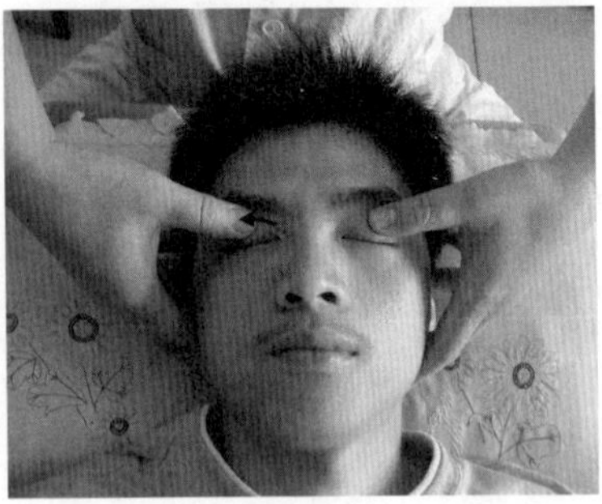

圖 3–9

(十)揉摩眼眶法

受術者仰臥位，術者用雙手食、中指指腹沿眼眶周圍分別作順時針及逆時針的環形揉摩各二十～三十次。(圖3－10)

(十一)推摩面頰部法

受術者仰臥位，術者將雙手除拇指外其餘四指併攏，以指腹在雙頰部由內向外向上作螺旋形推拿，反覆操作二十～三十次。(圖3－11)

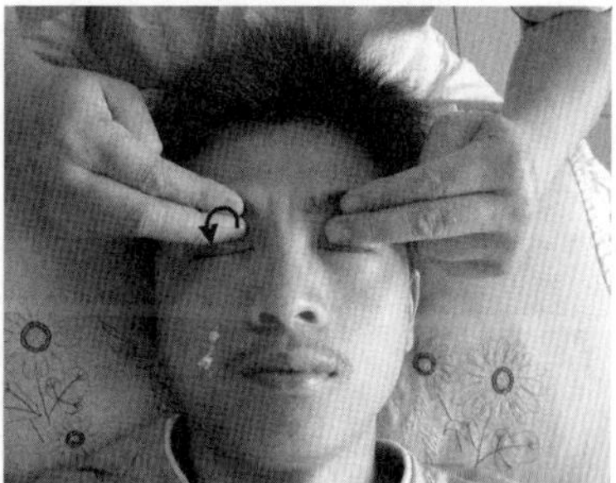

圖 3-10

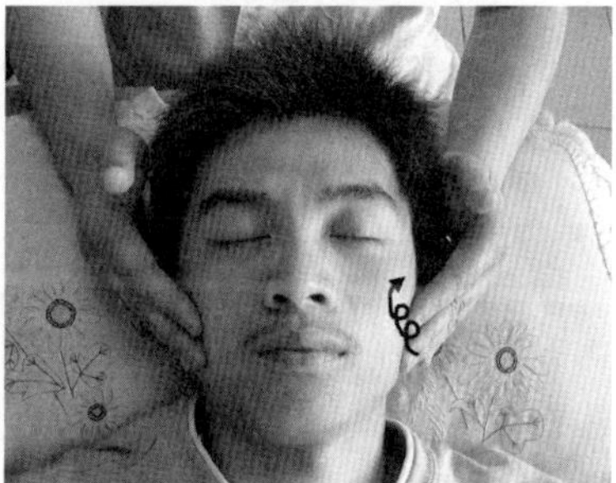

圖 3-11

(十二)輕拍打兩頰部法

受術者仰臥位，術者用雙手中、無、小指輕拍打兩頰部，反覆操作二十～三十次。(圖3—12)

(十三)推抹兩頰部法

受術者仰臥位，術者用雙手中、無指由下頷至耳垂；口角至耳屏；鼻翼旁至耳尖由內向外向上作推抹，反覆操作各十～二十次。(圖3—13)

(十四)十指旋摩兩頰部法

受術者仰臥位，術者將雙掌根輕壓在面頰兩側，用十指指腹旋摩兩頰部十～二十次。(圖3—14)

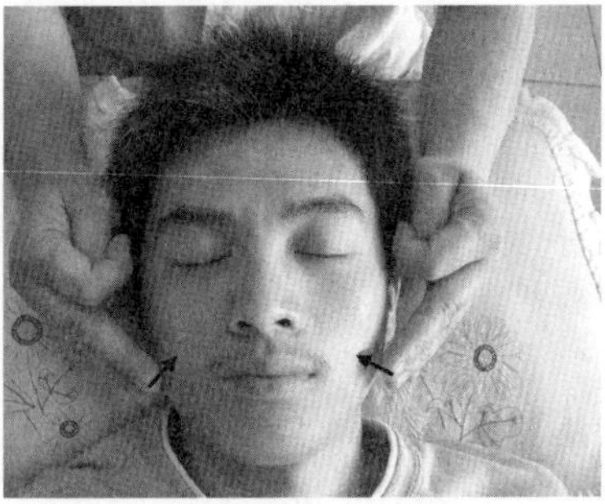

圖 3-12-1

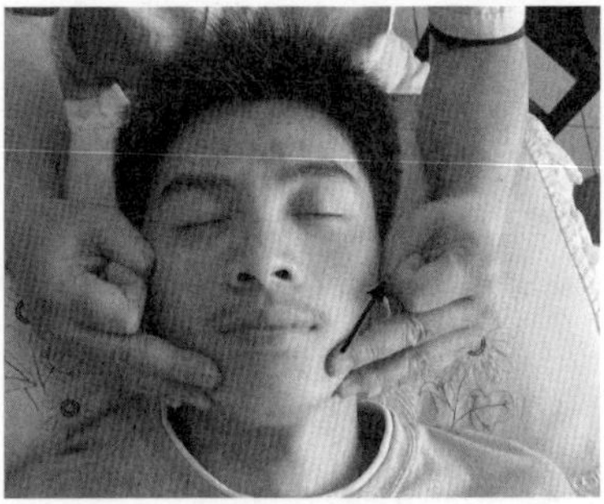

圖 3-12-2

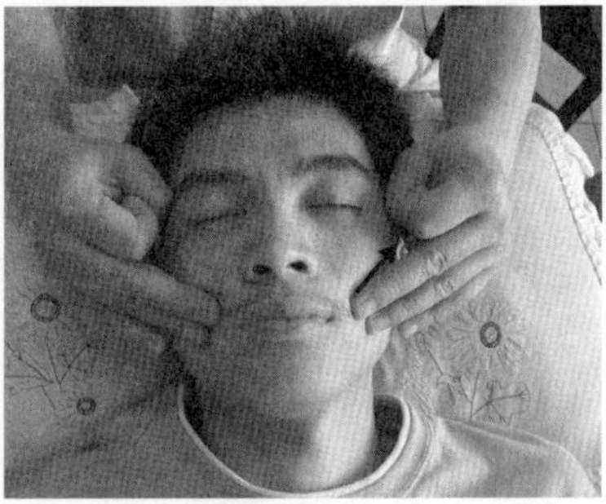

圖 3-13-1

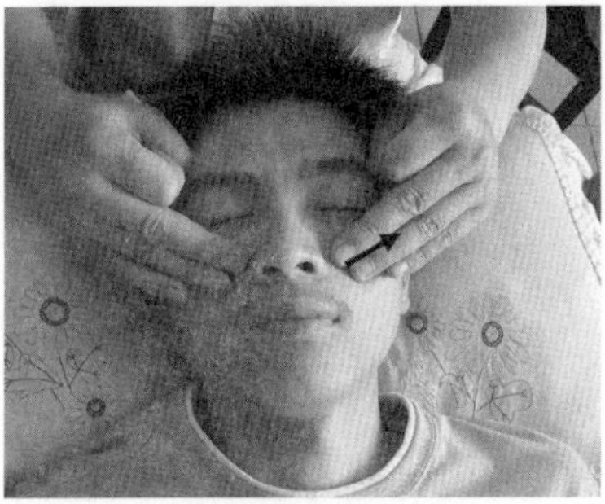

圖 3-13-2

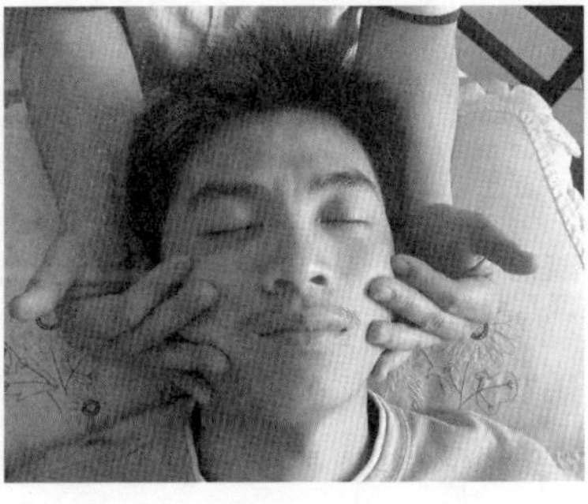

圖 3-14

（十五）按揉下關、頰車、顴髎、地倉等穴

受術者仰臥位，術者用雙手拇指按揉下關、頰車、顴髎、地倉等穴，每穴半分鐘。（圖3－15）

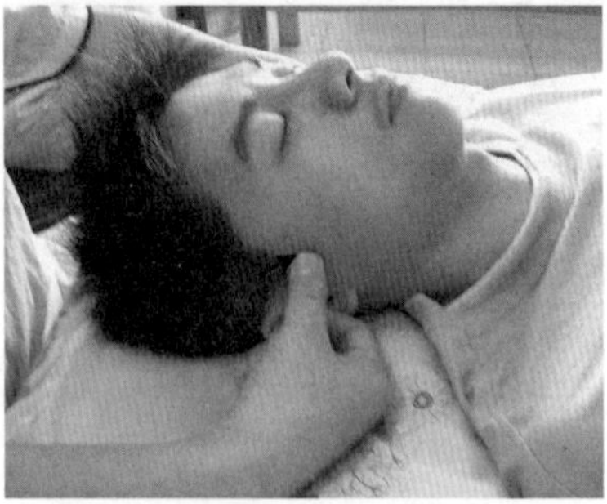

圖 3-15-1

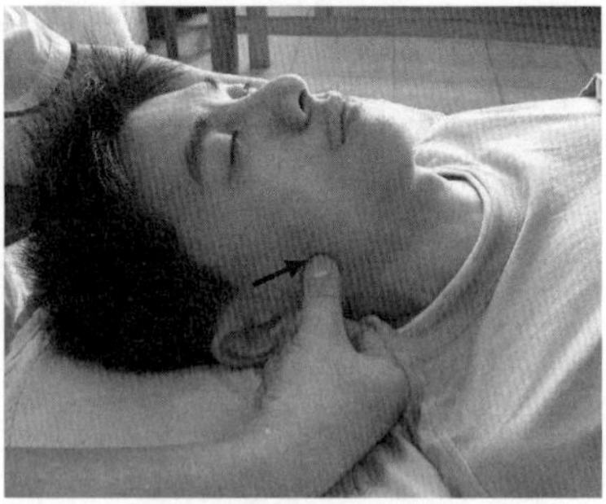

圖 3-15-2

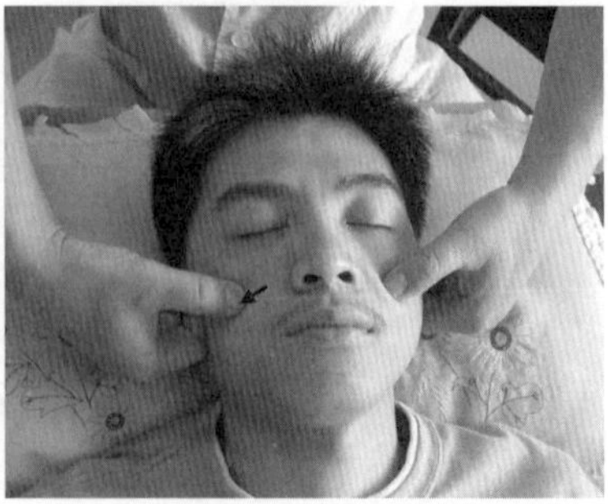

圖 3-15-3

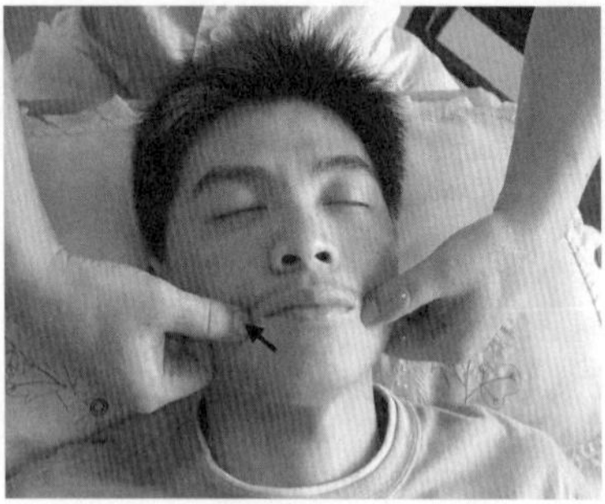

圖 3-15-4

（十六）推摩口唇周緣法

受術者仰臥位，術者一手托住下頷，另一手用拇指指腹推摩口唇周緣，雙手交替操作，各二十～三十次。（圖3－16）

（十七）牽拉下頷法

受術者仰臥位，術者用雙手食、中指挾住下頷部向耳後方向輕輕牽拉，反覆操作十～二十次。（圖3－17）

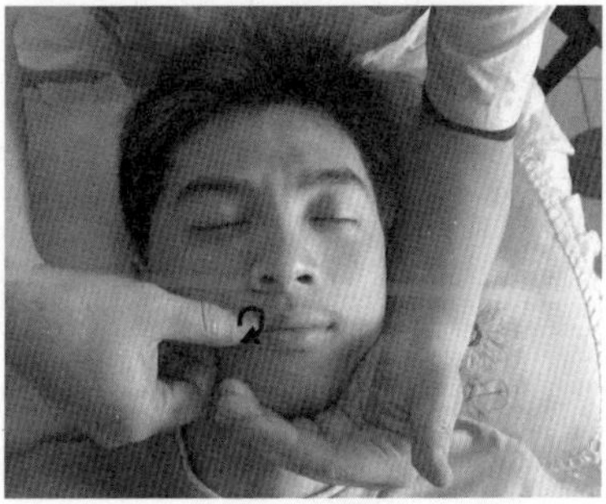

圖 3–16

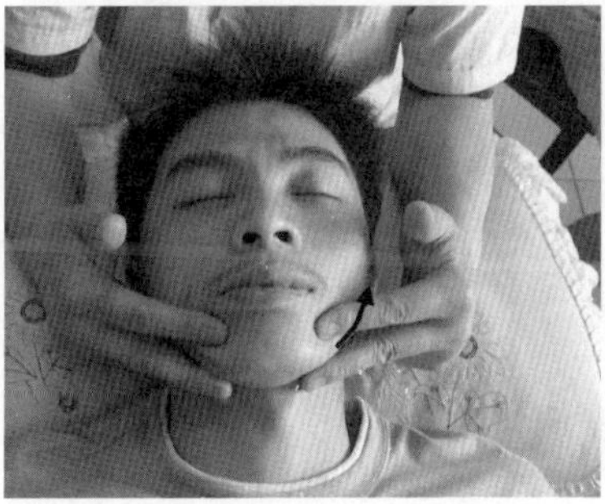

圖 3–17

（十八）揉捏下頜部法

受術者仰臥位，術者用雙手拇、食、中三指從下頜正中向兩側向上捏揉十～二十次。（圖3－18）

（十九）推頸部法

受術者仰臥位，術者用雙手食、中、無名指指腹從頸部兩側向耳後方向推抹頸部二十～三十次。（圖3－19）

（二十）牽引頸椎法

受術者仰臥位，術者一手扶後枕部，一手扶下頜部，緩緩用力牽引頸椎三～五次。（圖3－20）

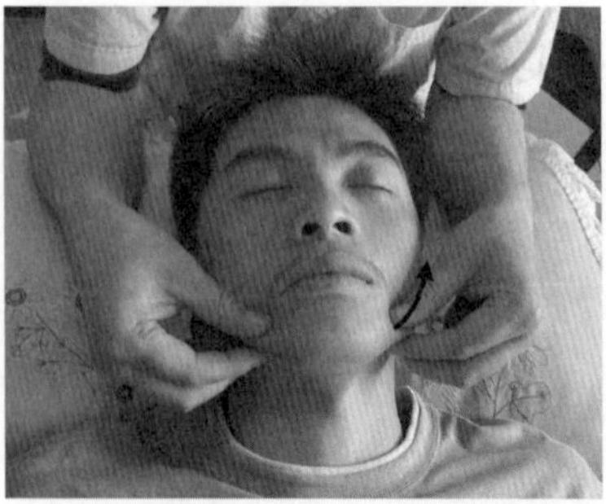

圖 3-18

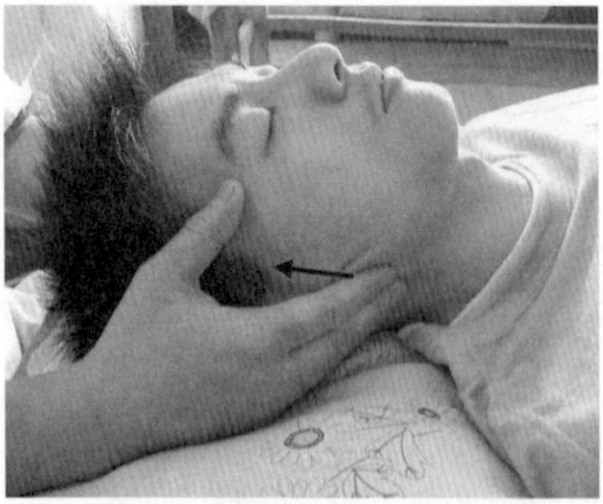

圖 3-19

（二十一）叩擊頭部

受術者仰臥位，術者用雙手合掌，手指自然放鬆以雙掌小魚尺側部，叩擊頭半分鐘。（圖3—21）

（二十二）拿肩井法

受術者仰臥位，術者用雙手拇、食、中指指腹，拿肩井穴三～五次。（圖3—22）

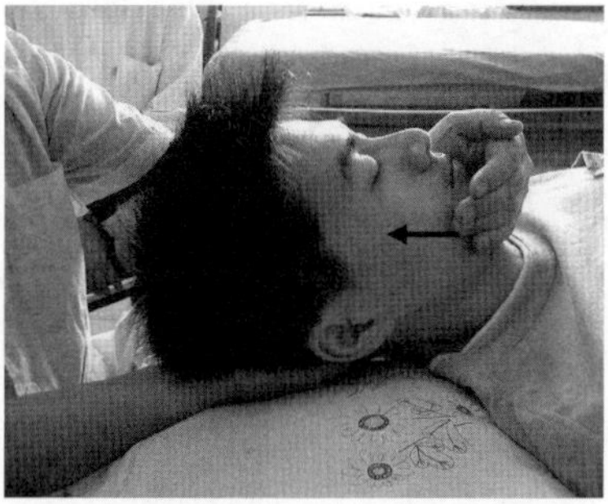

圖 3-20

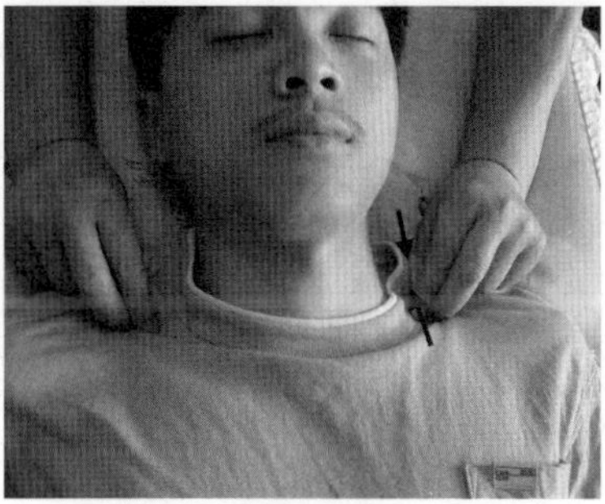

圖 3-22

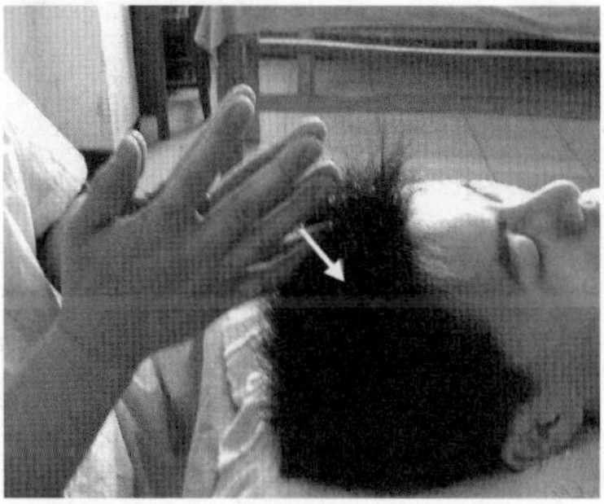

圖 3-21

二、頸肩部瘦身保健按摩

(一)滾頸肩部法

受術者坐位，術者用滾法在頸肩背部操作二～三分鐘，雙側交替進行。(圖3—23)

(二)捏揉頸肩部

受術者坐位，術者用拇、食、中三指指腹捏揉頸肩部，雙手交替進行十～二十次。(圖3—24)

(三)拿風池穴

受術者坐位，術者用拇指、食、中三指拿風池穴三～五次。(圖3—25)

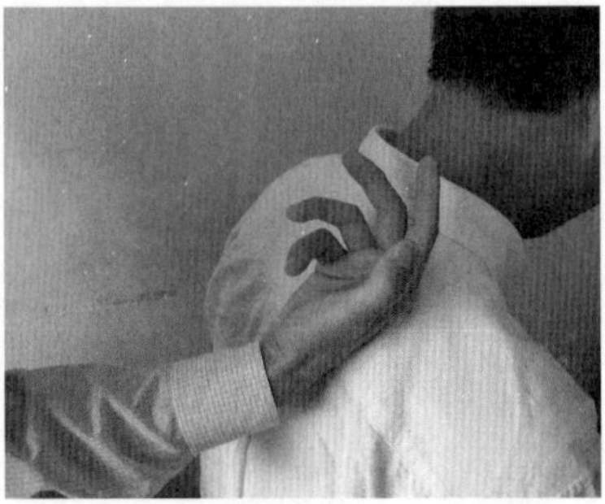

圖 3-23

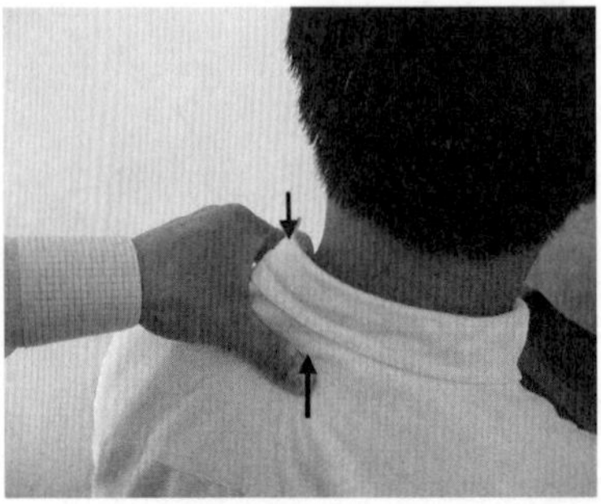

圖 3-24

(四)推摩兩耳後

受術者坐位，術者用食、中二指推摩雙側耳後部，用力均勻，時間二~三分鐘。(圖3—26)

(五)拿捏胸鎖乳突肌

受術者坐位，術者用拇指和食指拿捏左側胸鎖乳突肌，自上而下，反覆拿捏五~十次，然後換成右側，反覆拿捏五~十次。(圖3—27)

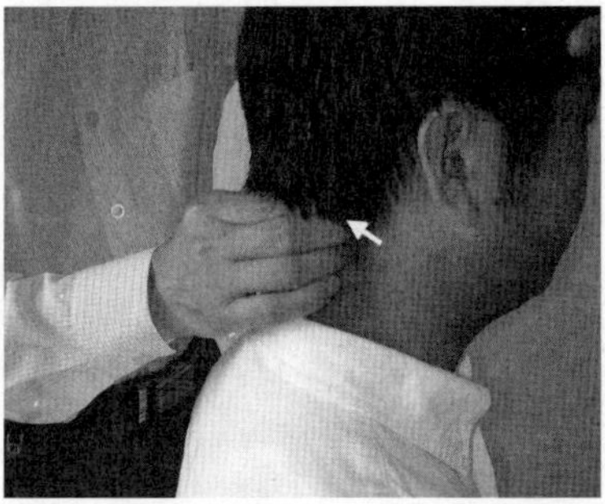

圖 3-25

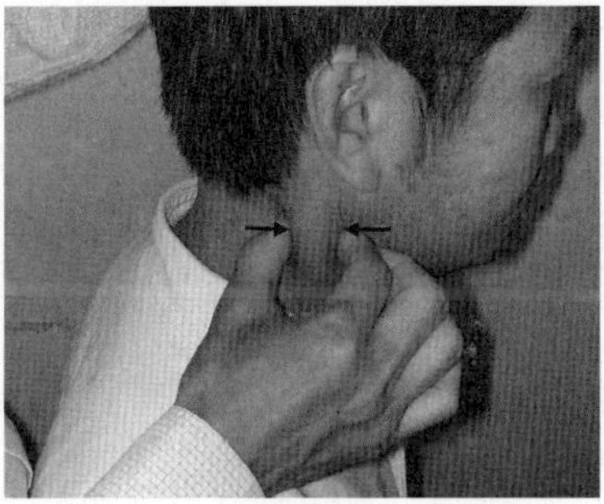

圖 3-27

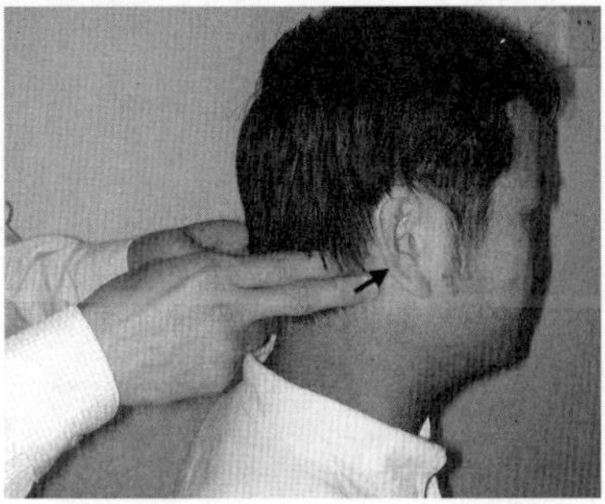

圖 3-26

(六)輕摩喉頸部

受術者坐位，術者食、中、無名、小指併攏，自上而下輕摩頸部及喉部，以局部有溫熱感為宜。（圖3—28）

(七)按揉頸夾脊

受術者坐位，術者用雙手拇指指腹從後髮際兩側夾脊向大椎穴反覆按揉三～五次。（圖3—29）

(八)推擦頸部

受術者坐位，術者用掌推擦頸部四周，以頸部有溫熱感為宜。（圖3—30）

(九)按揉大椎、肩井、天宗穴

受術者坐位，術者用拇指指腹按揉大椎、肩井、天宗穴，每穴半分鐘。（圖3—31）

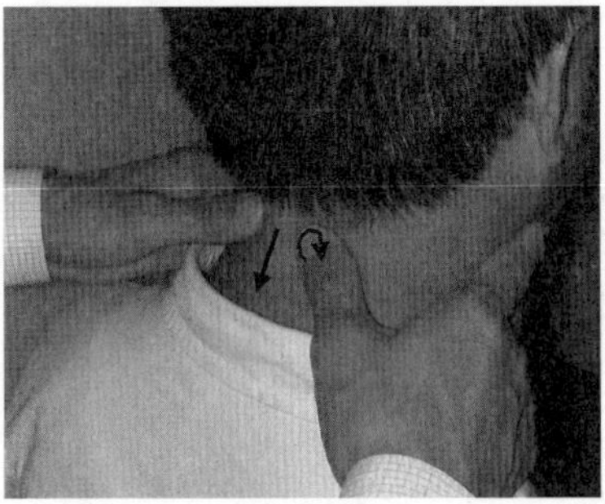
圖 3–29

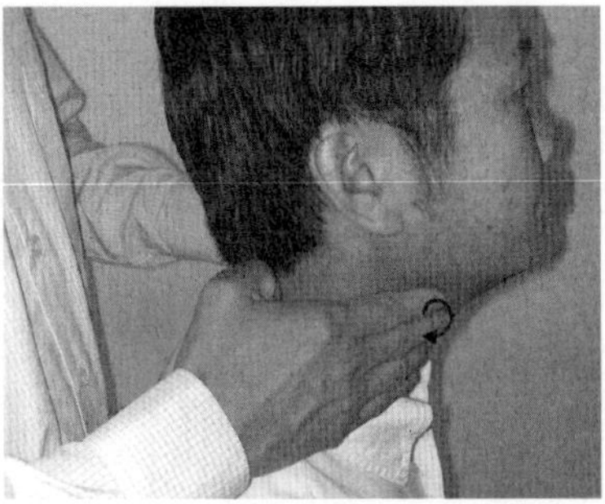
圖 3–28

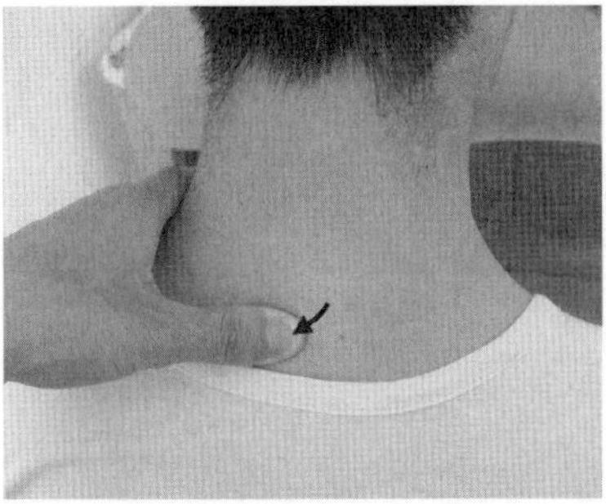
圖 3–31–1

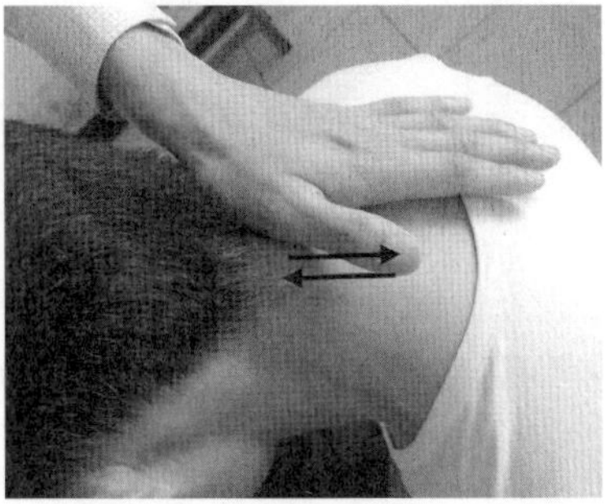
圖 3–30

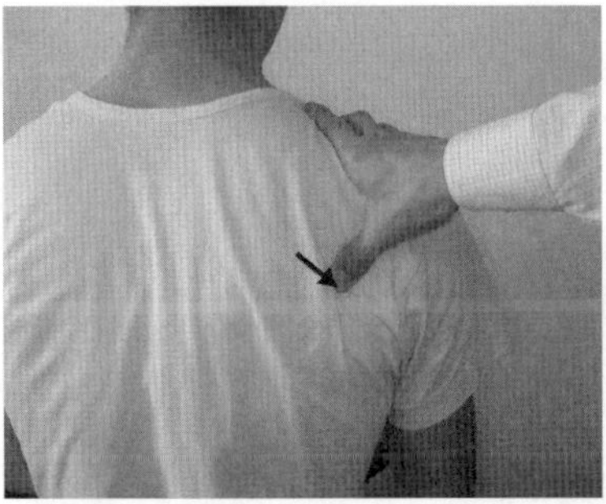
圖 3–31–3

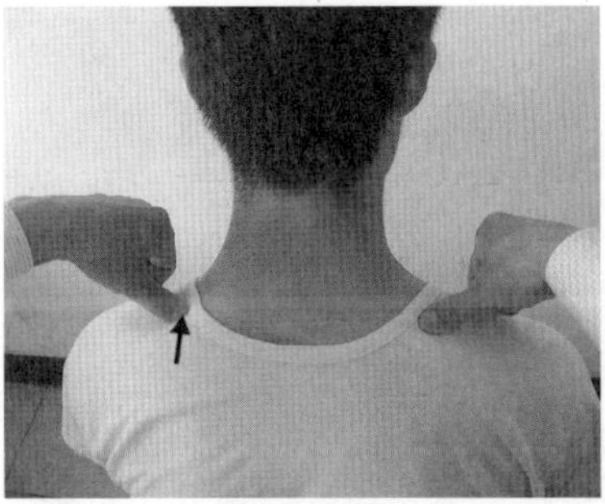
圖 3–31–2

（十）掌按揉頸肩背部

受術者坐位，術者用掌根按揉頸肩背部，兩側交替進行各一分鐘。（圖3—32）

（十一）輕擊肩背部

受術者坐位，術者握空拳，用拳眼輕擊肩背部半分鐘。（圖3—33）

三、腹部瘦身保健按摩

（一）掌摩腹

受術者仰臥位，術者用掌附著於腹部皮膚，做順時針摩動二～三分鐘。（圖3—34）

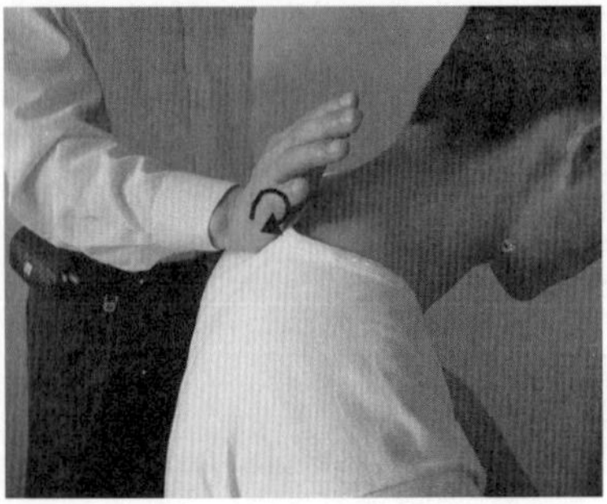

圖 3–32

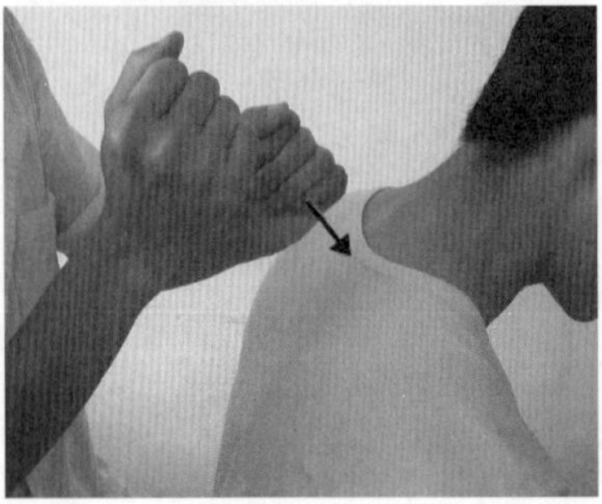

圖 3–33

(二)掌根按揉胃脘部

受術者仰臥位，術者用掌根按揉胃脘部二～三分鐘。(圖3—35)

(三)拳按揉臍周部

受術者仰臥位，術者用空拳扣於患者臍上，順時針方向按揉臍周部二～三分鐘。(圖3—36)

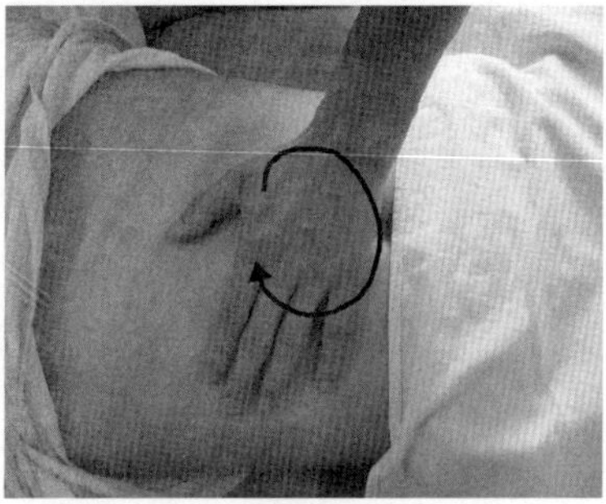

圖 3-34

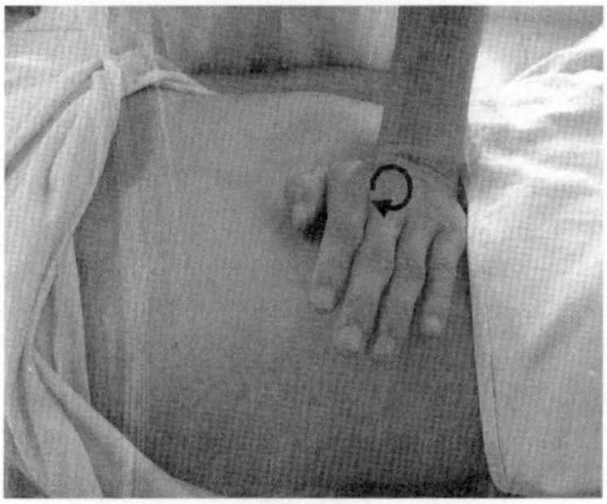

圖 3-35

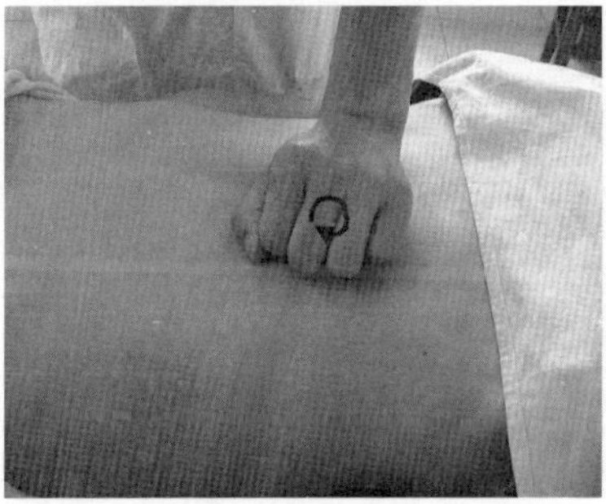

圖 3-36

(四)掌摩小腹部

受術者仰臥位，術者用掌摩小腹部一～二分鐘。（圖3－37）

(五)推腹部

受術者仰臥位，術者用雙掌重疊從鳩尾穴向下推至臍部，反覆操作十～二十次。（圖3－38）

(六)分推腹部

受術者仰臥位，術者用雙拇指指腹從劍突向沿肋弓緣分推，向下分推至小腹部十～二十次。（圖3－39）

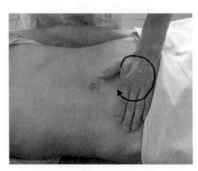

圖 3-37

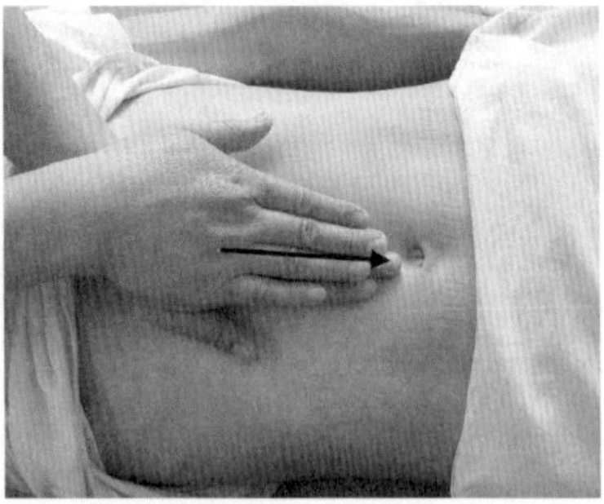

圖 3-38

（七）按揉中脘穴

受術者仰臥位，術者用拇指按揉中脘穴一～二分鐘。（圖3－40）

（八）按揉天樞穴

受術者仰臥位，術者用食、中指指腹按揉天樞穴一～二分鐘。（圖3－41）

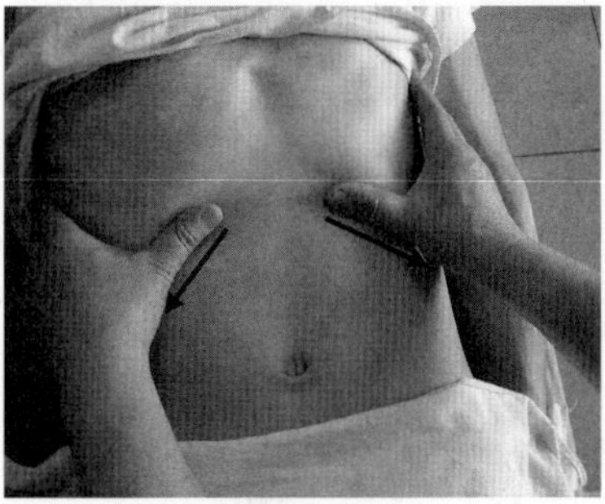

圖 3-39

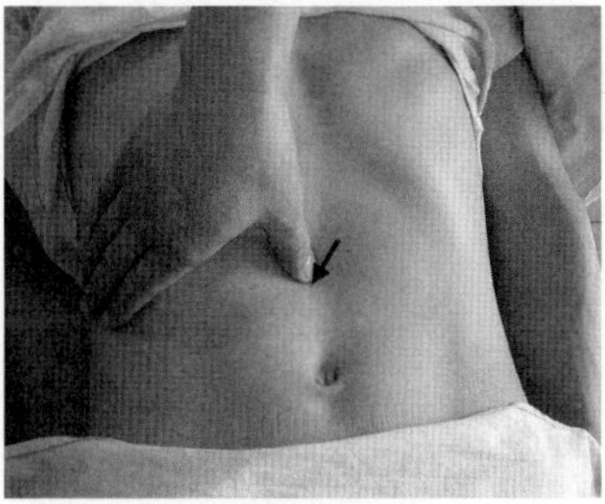

圖 3-40

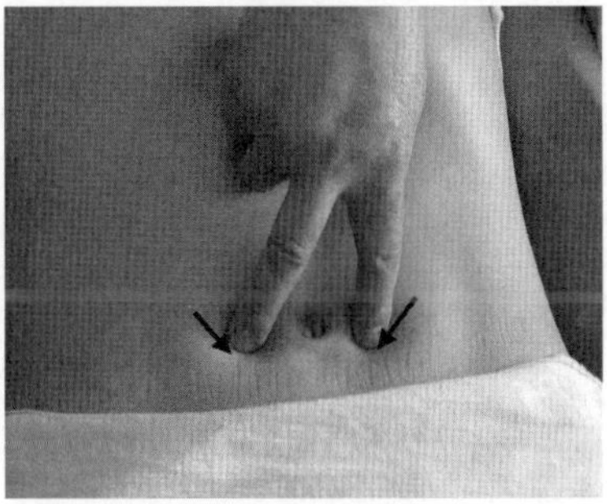

圖 3-41

（九）按揉關元穴

受術者仰臥位，術者用拇指指腹按揉關元穴一～二分鐘。（圖3－42）

（十）抓抖腹部

受術者仰臥位，術者用拇、食、中三指橫向抓起腹部肌膚，抖動二～三次，順次進行，將全腹抓遍。（圖3－43）

（十一）推擠腹部

受術者仰臥位，術者用雙手大小魚際配合手掌推擠腹部脂肪，逐漸向一側髂腰部移動，反覆操作五～十次。（圖3－44）

（十二）擊打腹部

受術者仰臥位，術者以左手掌按壓於腹部一

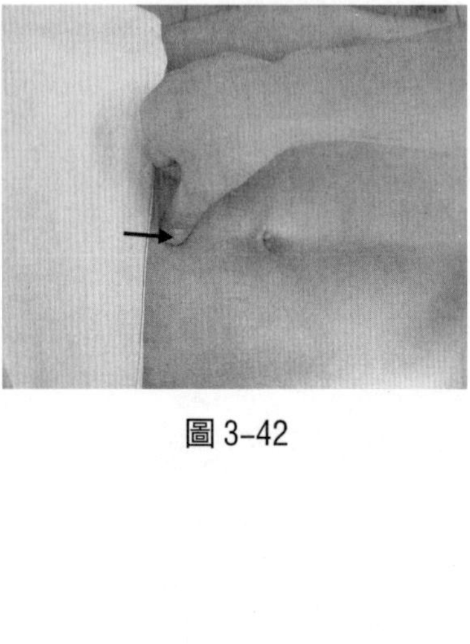

圖3-42

側，右手握空拳隔著左手掌進行擊打。擊打力量不可過大，隨打隨移動左手掌，直至整個腹部被擊打一遍，反覆操作三～五遍。（圖3－45）

（十三）捏拿腹部

受術者仰臥位，雙下肢屈膝屈髖，術者用雙手拇、食、中指指腹相對用力，捏拿腹兩側肌肉，先捏拿胃脘部兩側，再捏拿臍部兩側，最後捏拿小腹兩側，各操作十～二十次。（圖3－46）

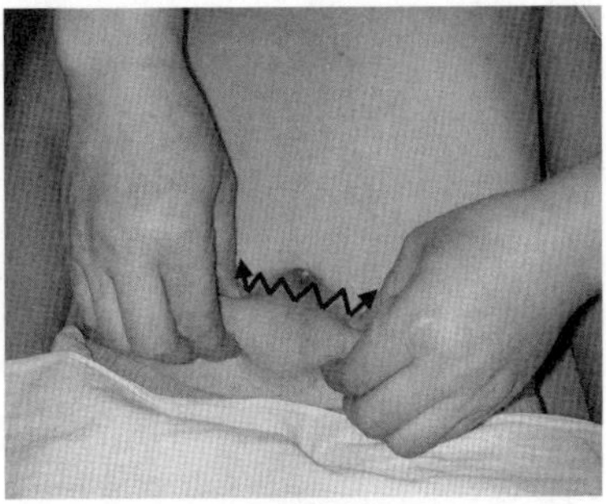

圖 3-43

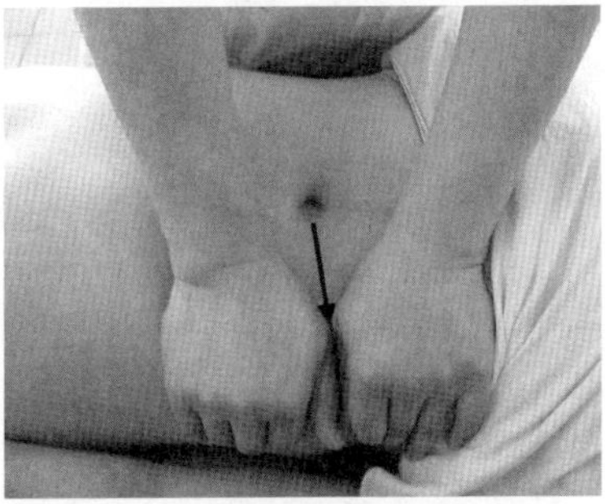

圖 3-44

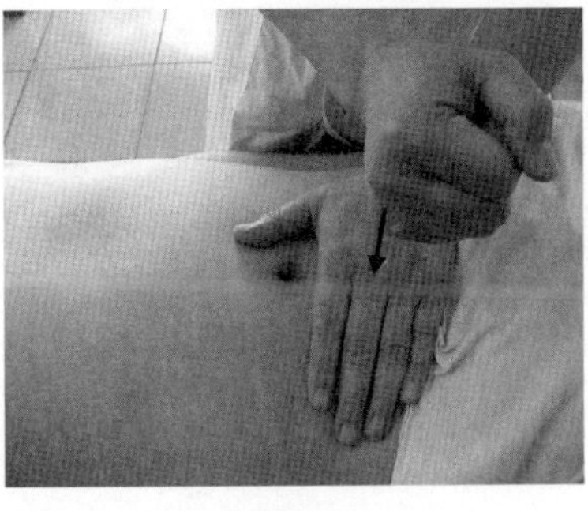

圖 3-45

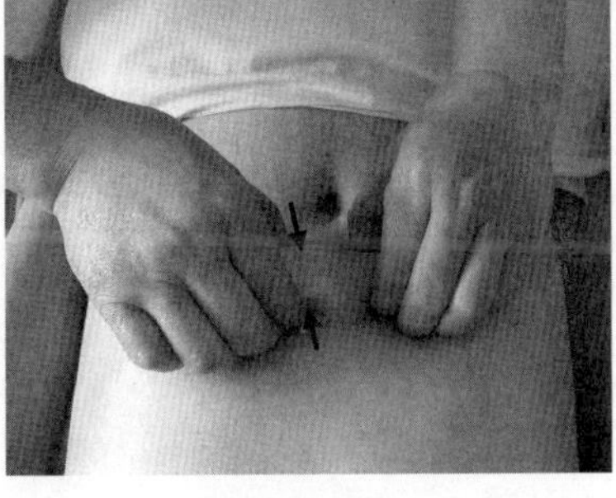

圖 3-46

（十四）擦腹部

受術者仰臥位，術者在掌上塗潤滑劑，再斜擦腹部，兩側交替進行，以透熱為度。（圖3—47）

四、腰、臀部瘦身保健按摩

（一）滾腰、臀部

受術者俯臥位，術者用滾法在腰、臀部沿脊柱及脊柱兩側反覆操作二～三分鐘。（圖3—48）

（二）按揉腰臀部

受術者俯臥位，術者雙掌重疊（即左手掌重疊在右手背上），沿脊柱兩側按揉腰、背、臀部二～三分

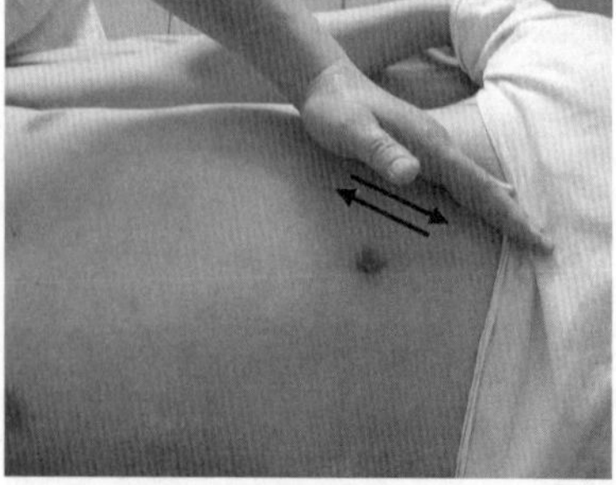

圖 3–47

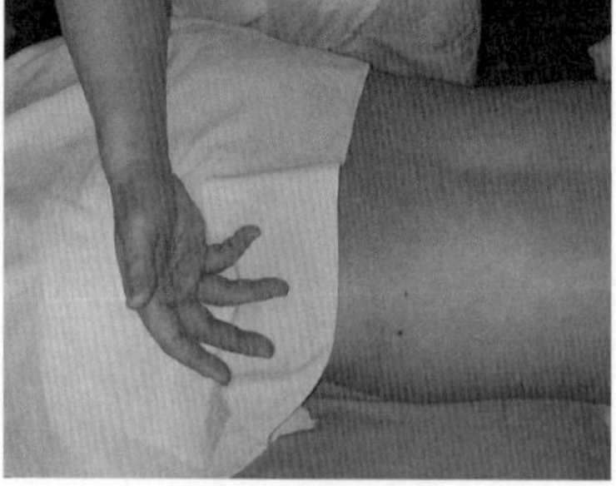

圖 3–48

鐘。（圖3—49）

(三)按揉華佗夾脊穴

受術者俯臥位，術者以雙手拇指指腹，按揉脊柱兩旁華佗夾脊穴，從大椎穴至腰部，反覆操作三～五遍。（圖3—50）

(四)分推腰背部

受術者俯臥位，術者用雙掌從肩背至腰臀部作分推，反覆操作十～二十遍。（圖3—51）

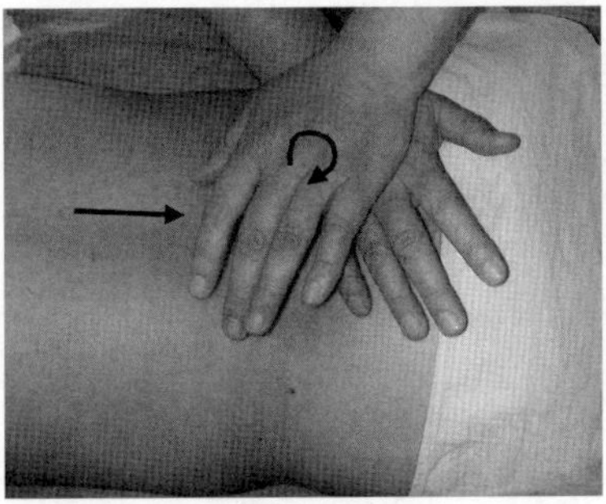

圖 3-49

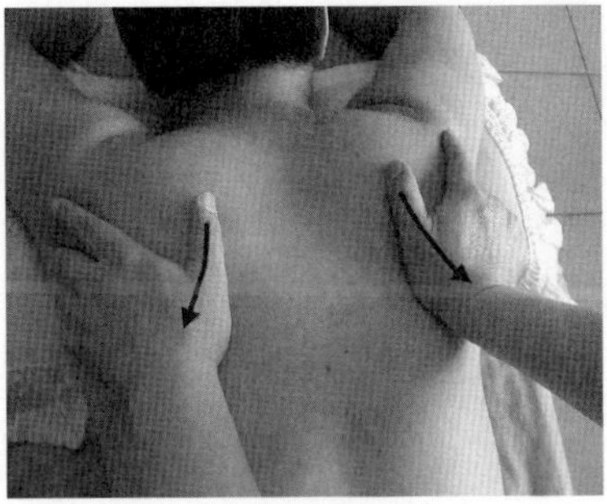

圖 3-51

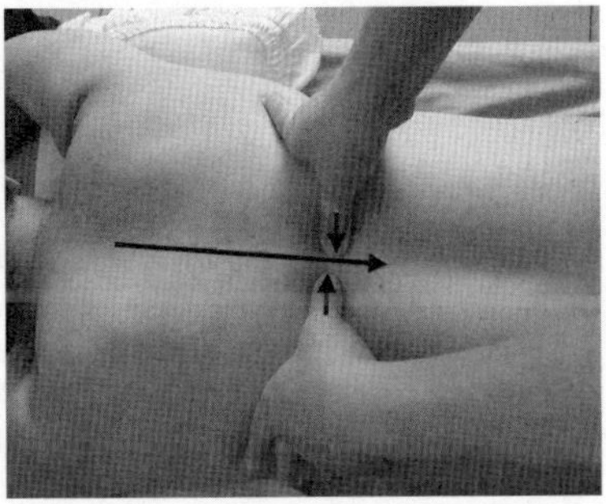

圖 3-50

（五）按揉心兪、肝兪、膽兪穴

受術者俯臥位，術者用食、中指按揉心俞、肝俞、膽俞各穴一分鐘。（圖3—52）

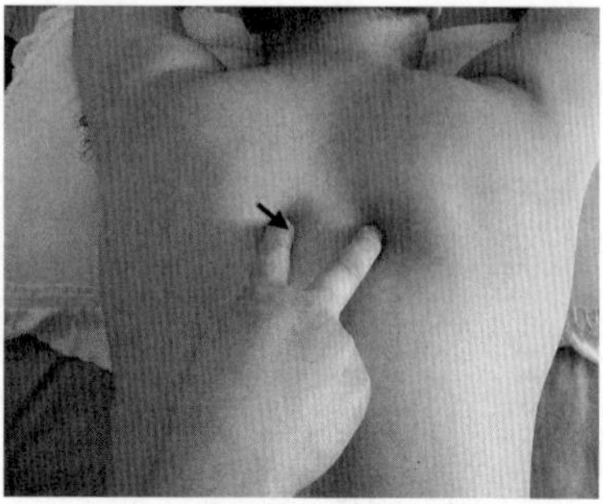
圖 3-52-1

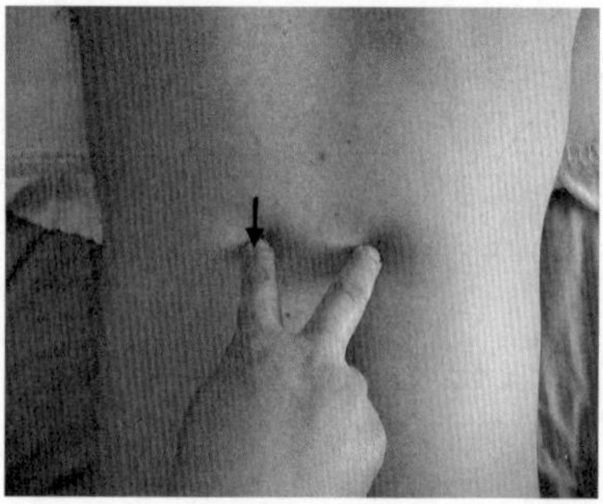
圖 3-52-2

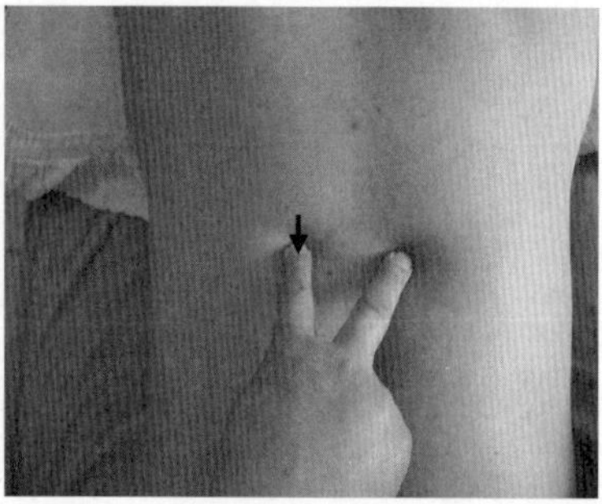
圖 3-52-3

(六)按揉脾俞、胃俞、腎俞穴

受術者俯臥位，術者用雙食、中指指腹按揉脾俞、胃俞、腎俞穴各一分鐘。(圖3—53)

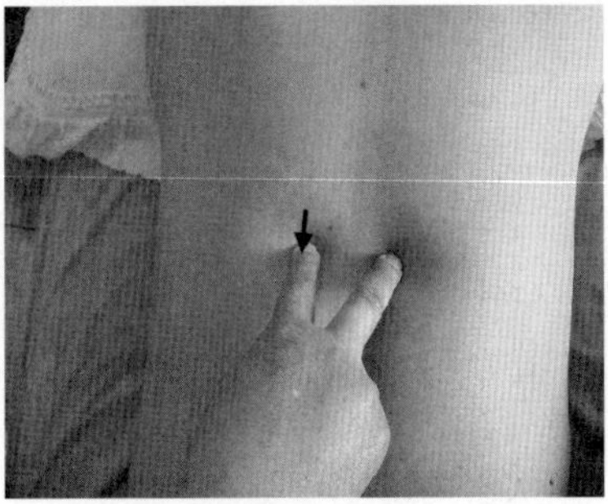

圖 3-53-1

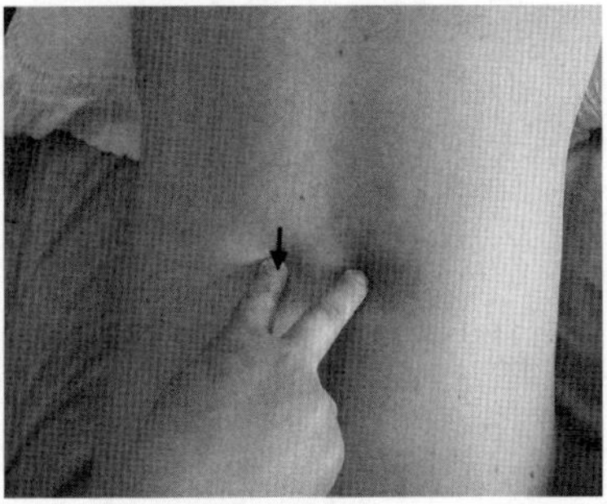

圖 3-53-2

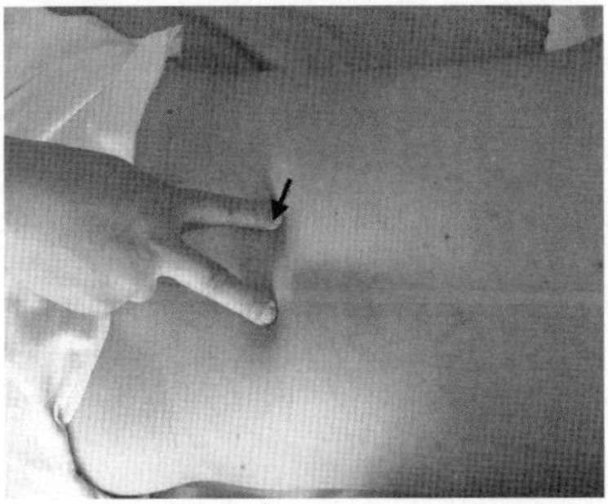

圖 3-53-3

(七)直推腰背部

受術者俯臥位，術者用掌根從背部向腰骶方向直推十～二十次。（圖3—54）

(八)搓腰背部

受術者俯臥位，術者用雙掌附著在術者肩背處，從脊中向兩邊搓揉，依次至腰部，反覆操作五～十遍。（圖3—55）

(九)拳擊腰背部

受術者俯臥位，術者雙手握空拳，叩擊腰背部肌肉，大約一分鐘。（圖3—56）

(十)搓擦揉兩腰部

受術者俯臥位，術者先將兩手掌相互搓擦至發熱。迅速將兩掌按在腰部兩側，並作輕緩揉動，待感

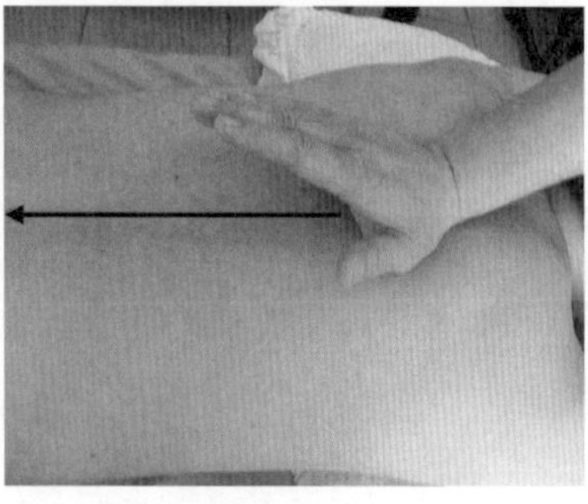

圖 3–54

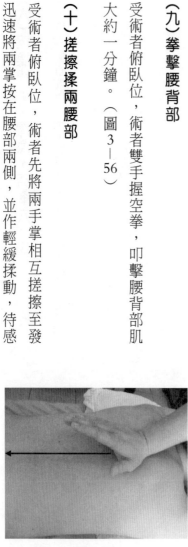

覺到手掌熱度傳至腰部之後，再重新將手搓熱，繼續按揉，反覆操作一～二分鐘。（圖3－57）

（十一）捏揉腰腹兩側部

受術者俯臥位，術者用雙手拇、食、中指腹相對用力捏揉腰部兩側，往返操作，雙側交替進行十～二十次。（圖3－58）

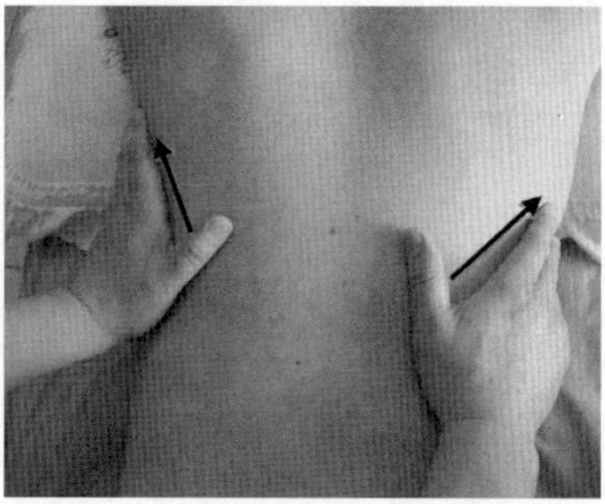

圖 3–55

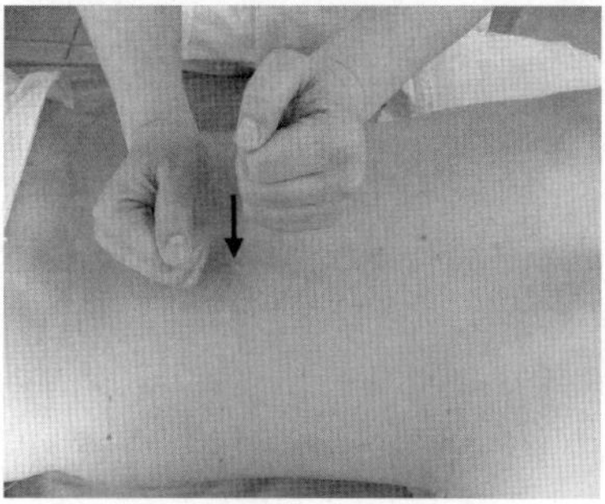

圖 3–56

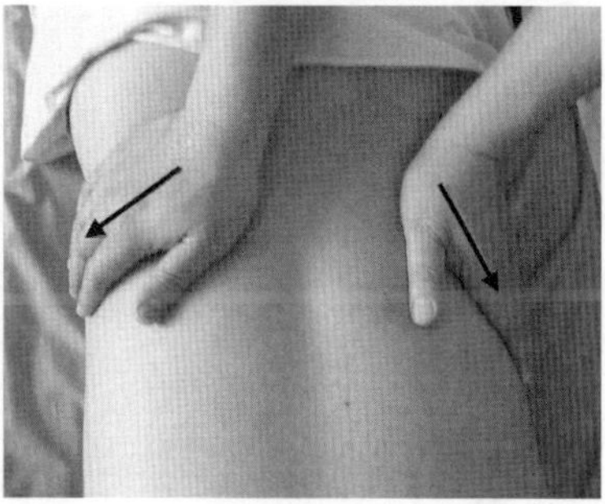

圖 3–57

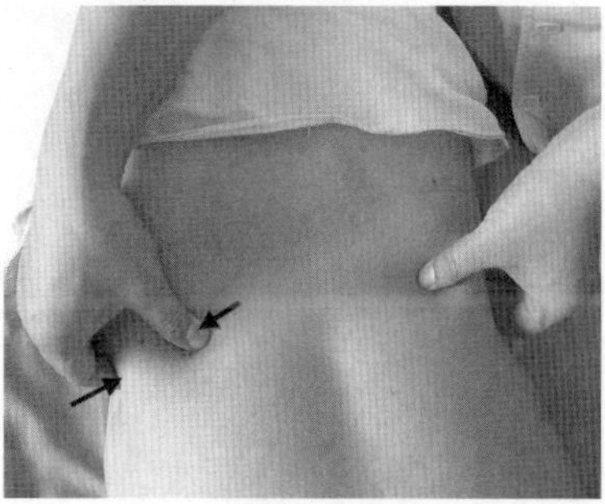

圖 3–58

（十二）推擠腰腹兩側部

受術者俯臥位，術者用雙手掌根推擠腰腹兩側脂肪，用掌推向兩側，再用食、中、無名、小指指腹回拉揉，雙側交替進行。（圖3—59）

（十三）捏　脊

受術者俯臥位，術者用拇、食、中三指，拇指在後食、中指在前，將脊柱及兩側皮膚捏起，進行捏、提、捻、推從尾骶捏至大椎穴，操作十～二十遍。（圖3—60）

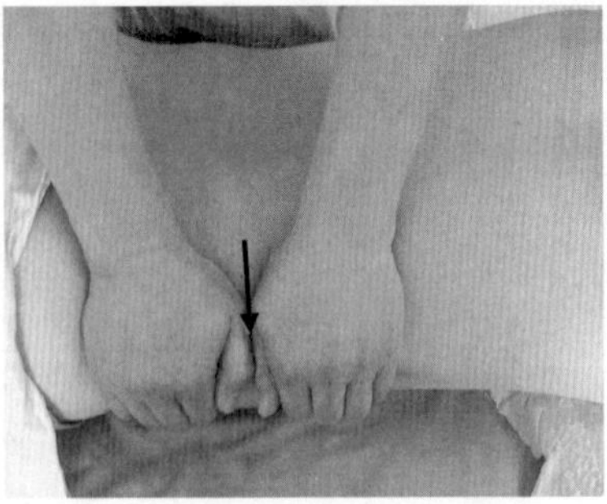

圖 3–59–1

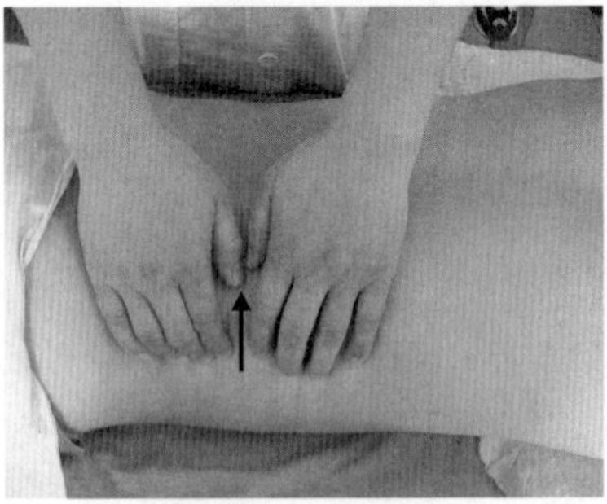

圖 3–59–2

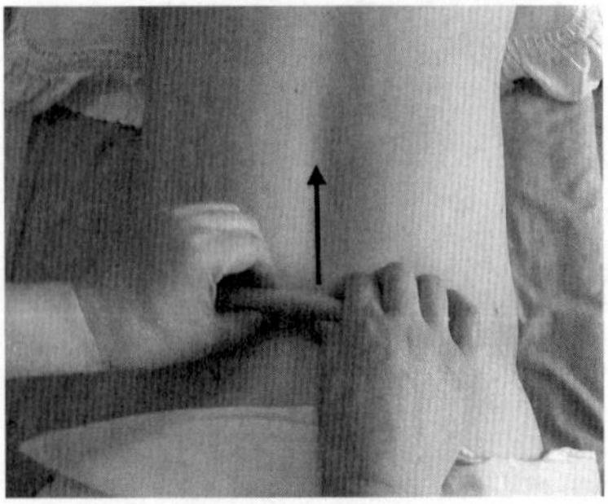

圖 3–60

（十四）直擦腰背部

受術者俯臥位，術者在腰背兩側先塗上潤滑劑，用側掌直擦腰背正中及兩側以透熱為度。（圖3－61）

（十五）橫擦腰骶部

受術者俯臥位，術者先在腰骶兩側塗上潤滑劑，然後用側掌橫擦腰骶部，以透熱為度。（圖3－62）

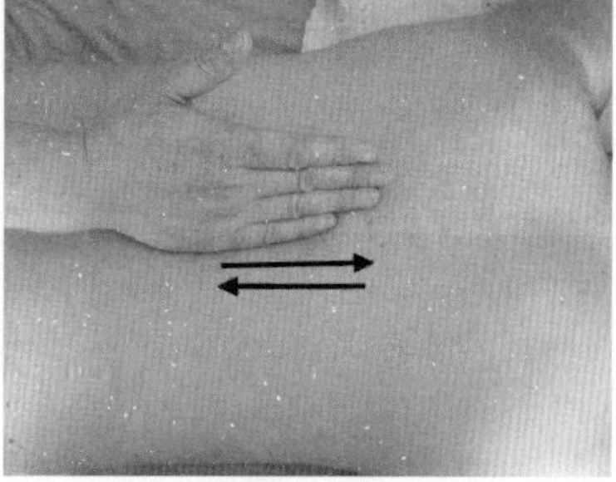

圖 3-61

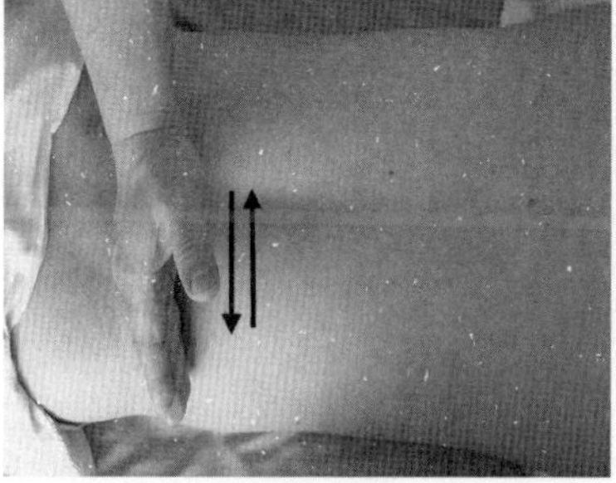

圖 3-62

五、上肢瘦身保健按摩

(一)捏揉上肢部

受術者坐位，術者一手握腕部，一手用拇指和其餘四指捏揉上肢部，反覆操作十～二十次。兩手交替進行。（圖3—63）

(二)滾上肢部

受術者坐位，術者用滾法在肩部、上臂部、前臂部進行操作，時間二～三分鐘。（圖3—64）

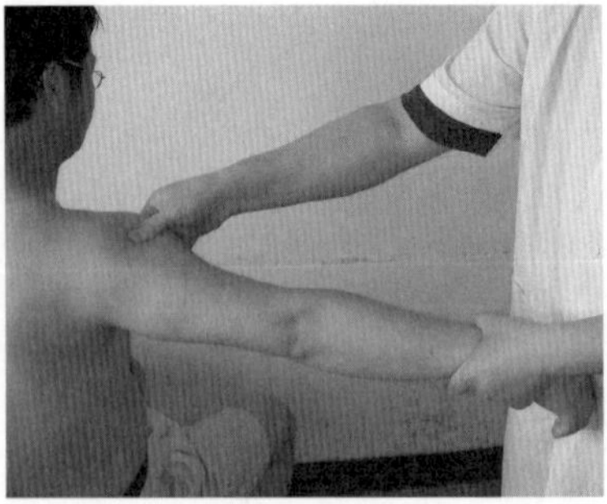

圖 3-63

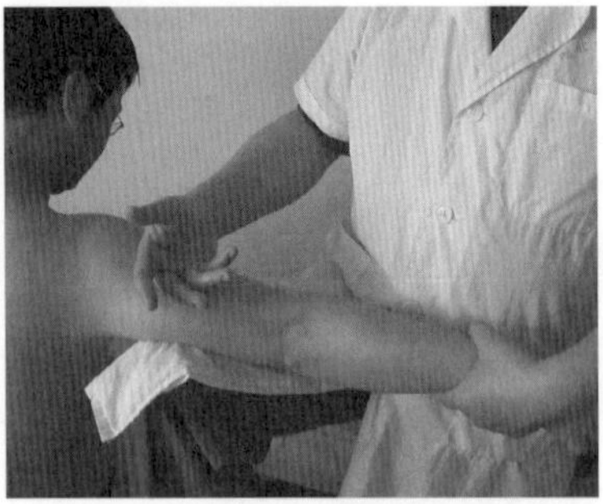

圖 3-64

（三）按揉肩髃、肩髎、天宗穴

受術者坐位，術者用拇指指腹按揉肩髃、肩髎、天宗穴，每穴一分鐘。（圖3—65）

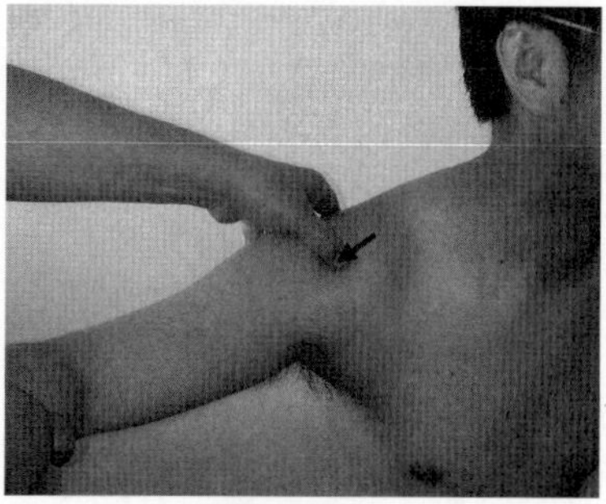

圖 3-65-1

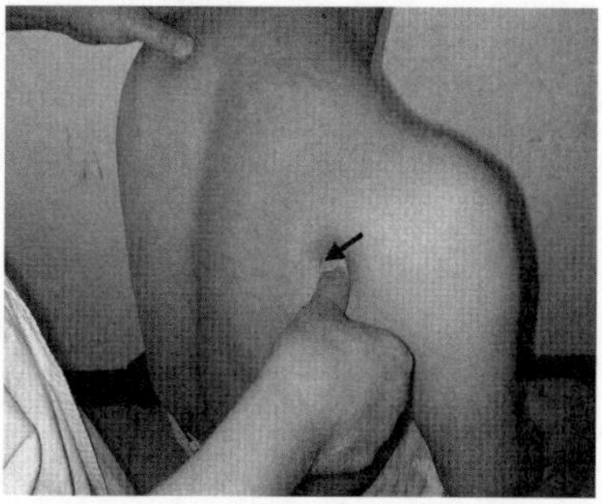

圖 3-65-2

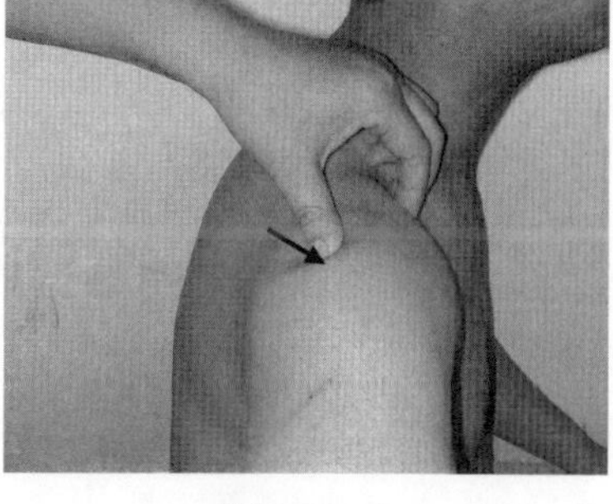

圖 3-65-3

(四)按揉曲池、外關、合谷穴

受術者坐位，術者用拇指指腹按揉曲池、外關、合谷穴，每穴一分鐘。(圖3—66)

(五)拿捏上肢部

受術者坐位，術者一手握腕部，另一手自肩部開始向下順序拿捏上肢部，至腕部，反覆操作五～十次。兩側交替進行。(圖3—67)

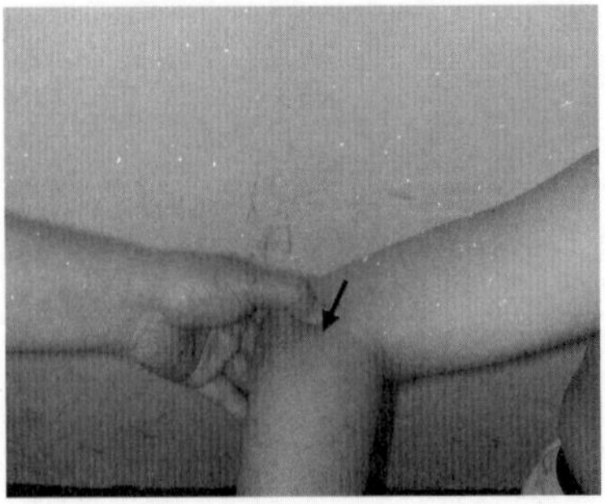
圖 3-66-1

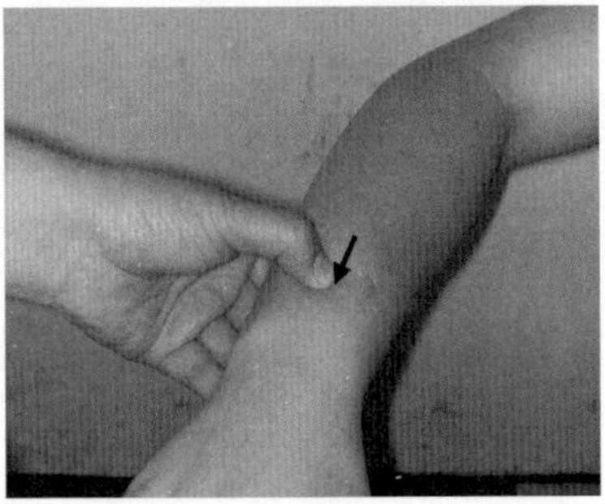
圖 3-66-2

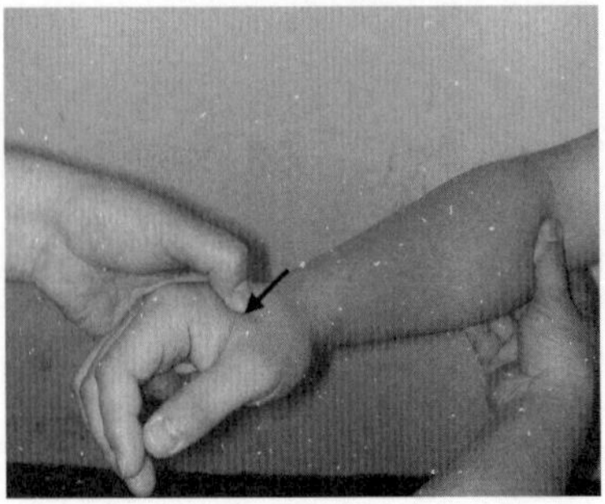
圖 3-66-3

(六)搓上肢部

受術者坐位，術者用雙手掌夾住上肢部從肩部開始搓揉至腕部三～五次，兩側交替進行。（圖3—68）

(七)抖上肢部

受術者坐位，術者用雙手握住受術者腕關節，用力作連續小幅度、高頻率上下抖動，使抖動波從腕傳至肩關節半分鐘。（圖3—69）

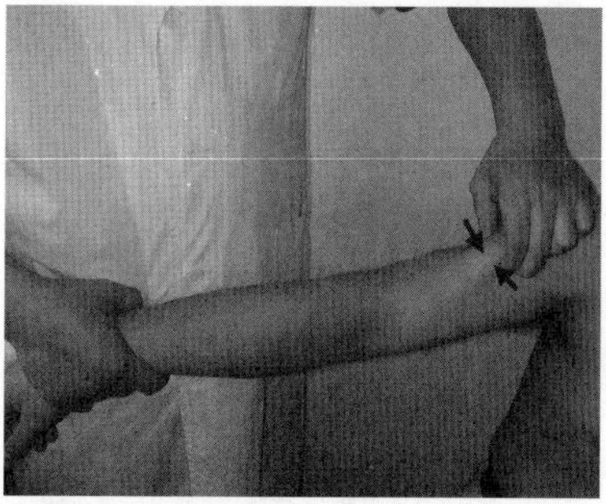

圖 3-67

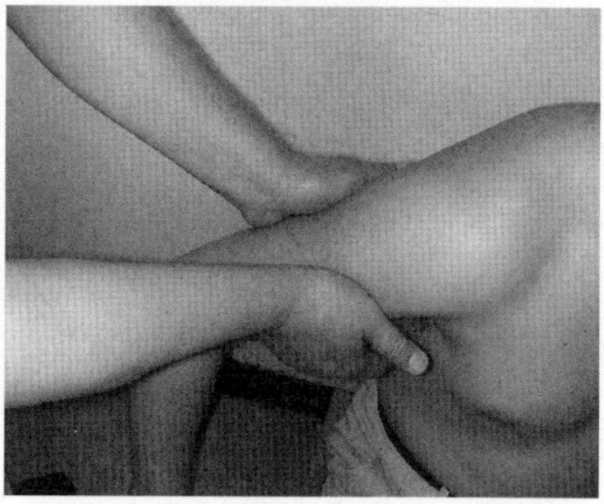

圖 3-68

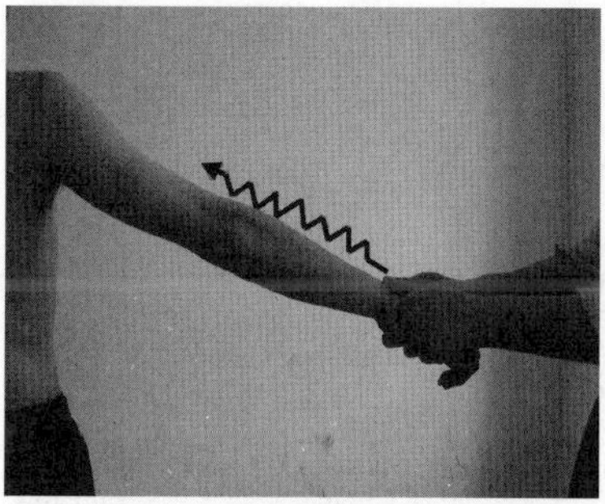

圖 3-69

（八）搖上肢部

受術者坐位，術者用一手握住腕關節，作上肢部環形搖動〇・五分鐘，雙側交替進行。（圖3—70）

（九）搖肘關節

受術者坐位，術者一手拿肘關節上部，一手扶前臂中部，作肘關節搖法〇・五分鐘，雙側交替進行。（圖3—71）

（十）搖腕關節

受術者坐位，術者一手拿扶前臂下部，一手握掌指關節部搖動腕關節〇・五分鐘。（圖3—72）

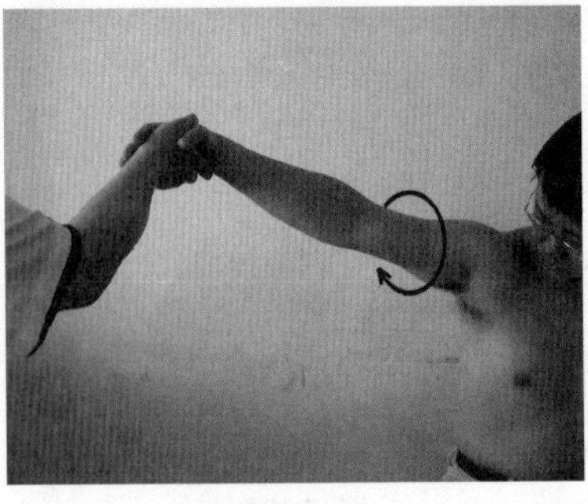

圖 3–70

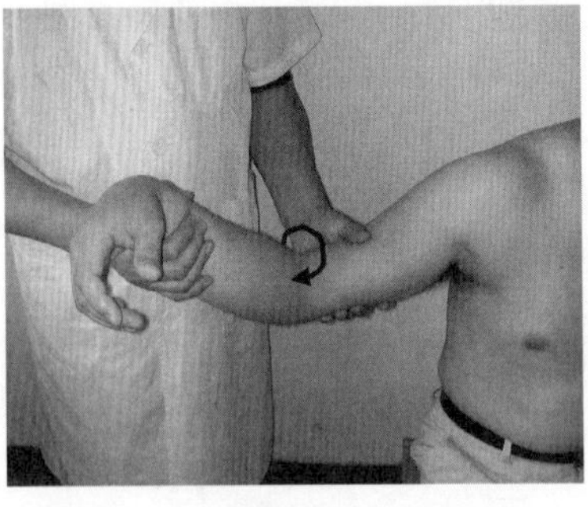

圖 3–71

（十一）牽引肩關節

受術者坐位，術者雙手握住腕關節，逐漸向上牽引肩關節三～五次。（圖3—73）

（十二）擦上肢部

受術者坐位，先在上肢部塗潤滑劑，術者用左手握腕部，以右手大魚際著力擦上肢部，由下向上，反覆操作，以皮膚微紅透熱為度。（圖3—74）

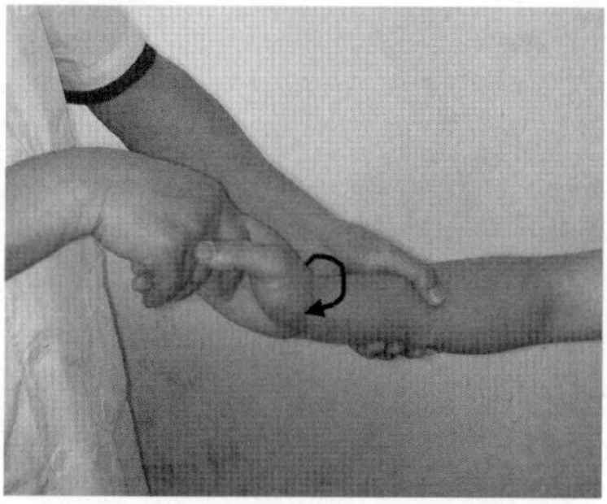
圖 3–72

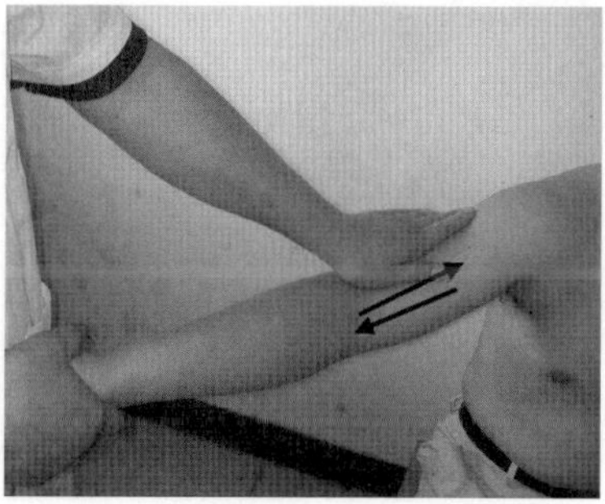
圖 3–74

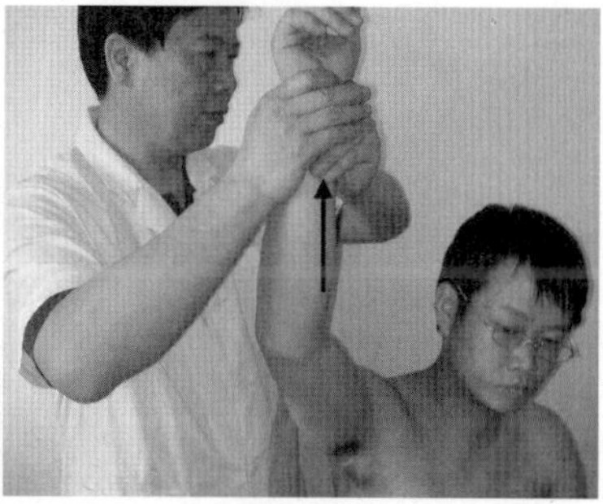
圖 3–73

（十三）掌分手背部

受術者坐位，術者用雙掌分推腕背部三～五次。兩側交替進行。（圖3—75）

（十四）拔伸腕關節

受術者坐位，術者一手握前臂中部，一手握腕掌指部，相反用力拔伸腕關節二～三次。兩側交替進行。（圖3—76）

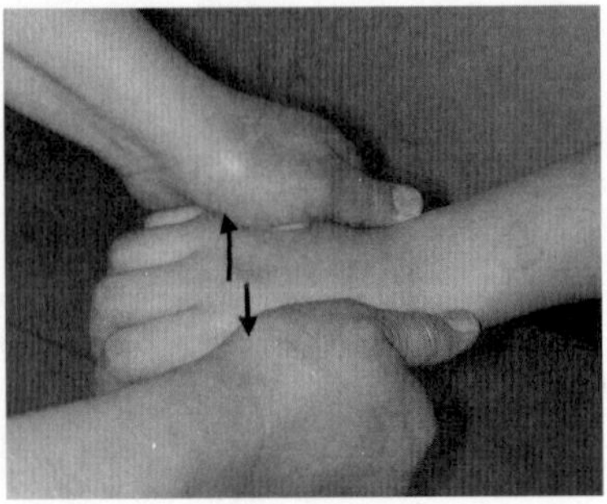

圖 3–75

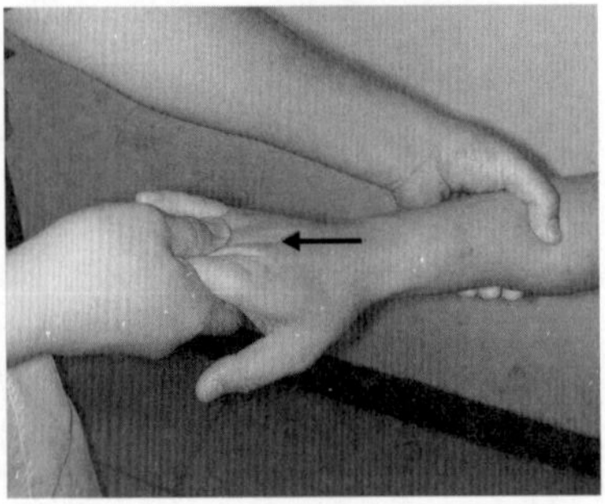

圖 3–76

（十五）捻指間關節

受術者坐位，術者一手握腕關節，另一手用拇、食、中三指依次捻五指指間關節三～五次。雙側交替進行。（圖3－77）

（十六）扯拉五指

受術者坐位，術者一手握腕關節，另一手用食、中指夾住五指，按序扯拉五指，可發出「嗒嗒」響聲。雙側交替進行。（圖3－78）

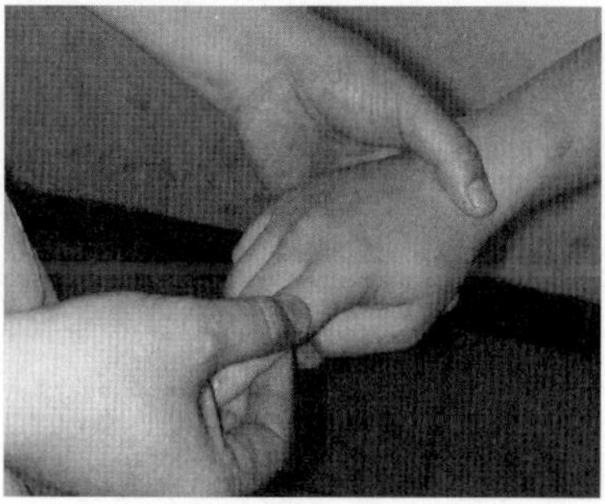

圖 3–77

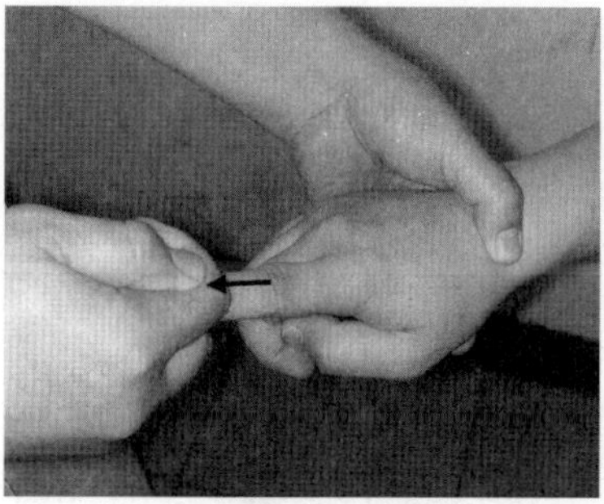

圖 3–78

六、臀、下肢瘦身保健按摩

（一）掌按揉髂嵴部

受術者俯臥位，術者先雙掌重疊，以掌根自髂嵴部開始向下至臀橫紋處進行按揉，手法宜先輕後重，逐漸加力，操作二～三分鐘，兩側交替進行。（圖3－79）

（二）掌根摩揉大轉子部

受術者俯臥位，術者用掌根揉摩股骨大轉子部位二～三分鐘。雙側交替進行。（圖3－80）

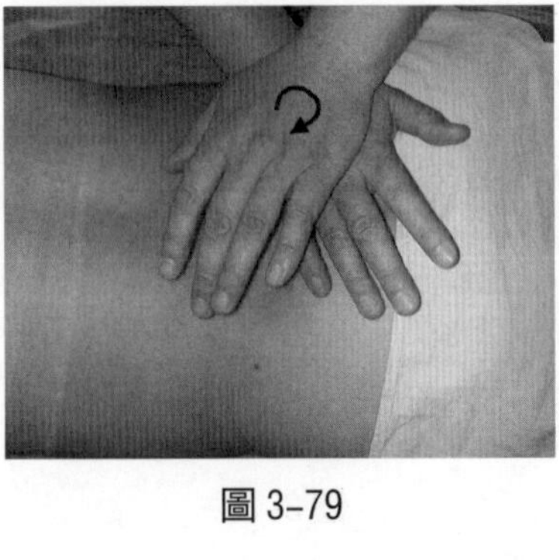

圖 3–79

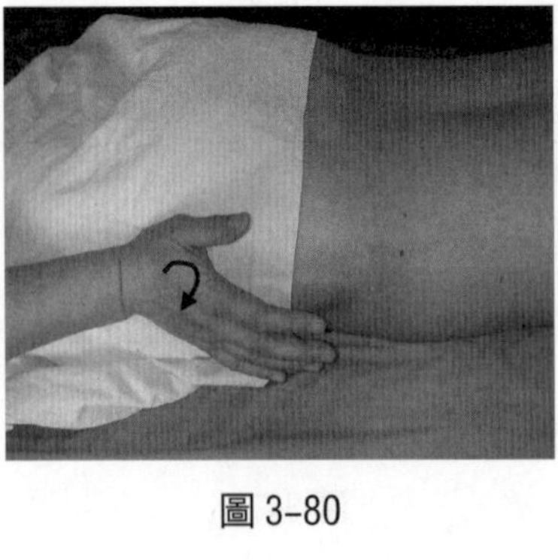

圖 3–80

(三)按揉小腸俞、膀胱俞、關元俞

受術者俯臥位，術者用雙拇指指腹按揉小腸俞、膀胱俞、關元俞，各半分鐘。(圖3—81)

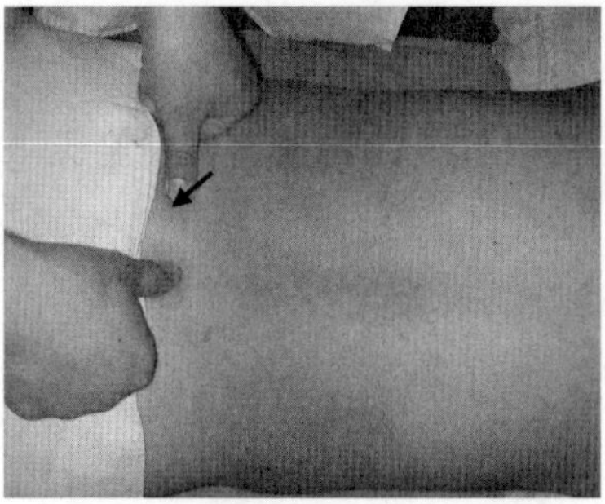

圖 3-81-1

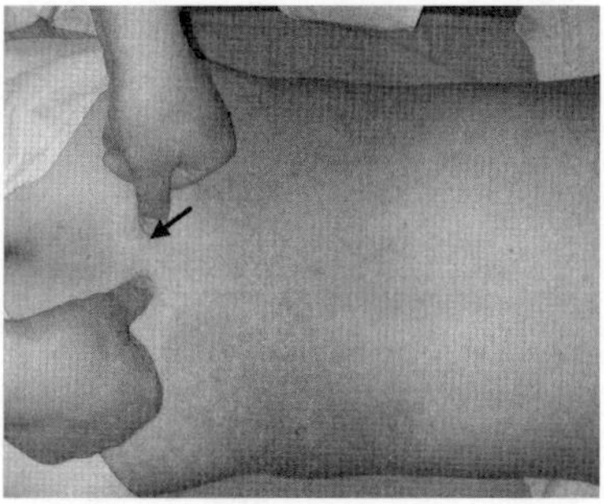

圖 3-81-2

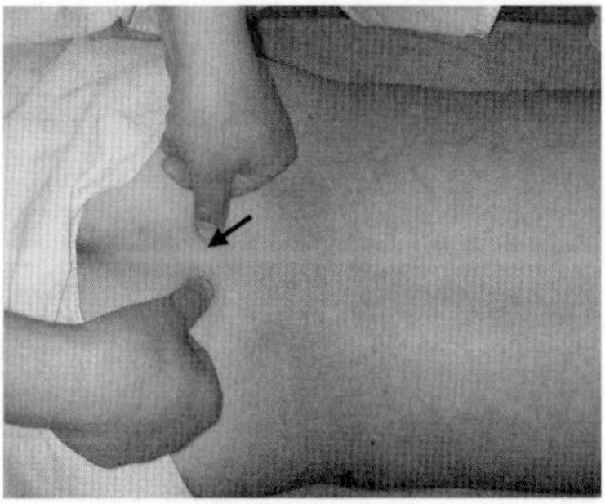

圖 3-81-3

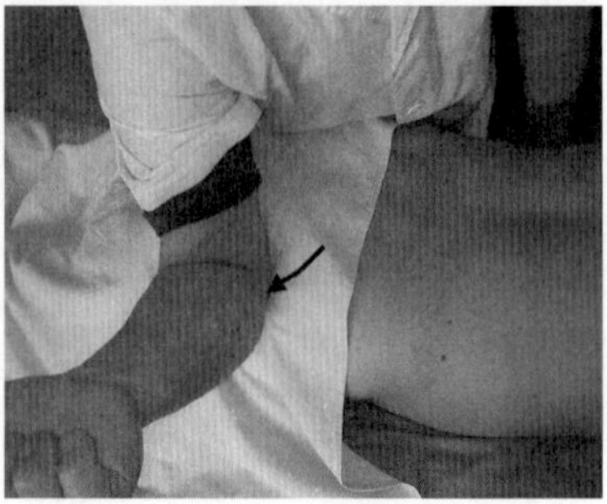
圖 3–82–1

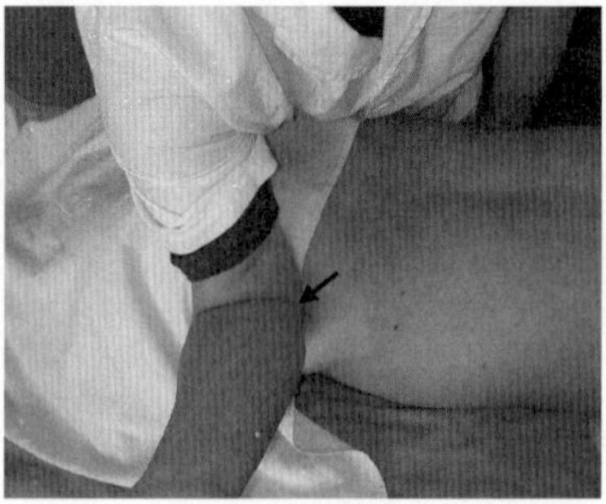
圖 3–82–2

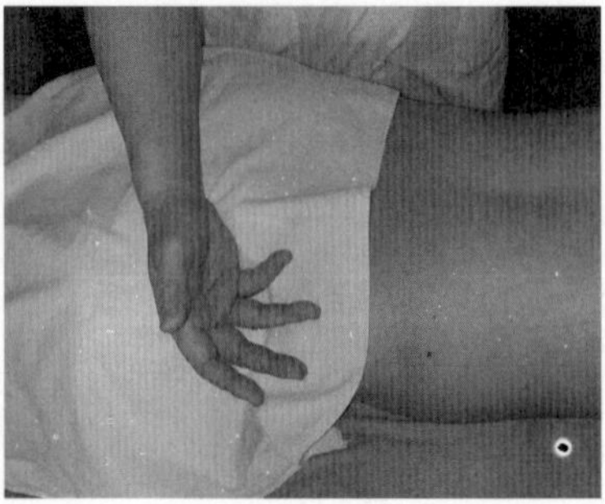
圖 3–83

（四）肘壓揉環跳、居髎穴

受術者俯臥位，術者用肘尖鷹嘴部壓揉環跳、居髎穴，以酸脹為度，兩側交替進行。（圖3—82）

（五）滾臀中部

受術者俯臥位，術者用滾法操作臀中部，以臀大肌為中心進行滾動三～五分鐘。（圖3—83）

(六)擊打臀部

受術者俯臥位，術者兩手握空拳，用拳眼擊打臀部，雙手同時操作，動作要有節奏，均勻協調。時間一～二分鐘。(圖3－84)

(七)拿捏臀部

受術者俯臥位，術者用雙手拇、食、中指將臀部皮下脂肪較厚處拿捏起，稍抖動，再鬆手還原，如此上下操作三～五遍。(圖3－85)

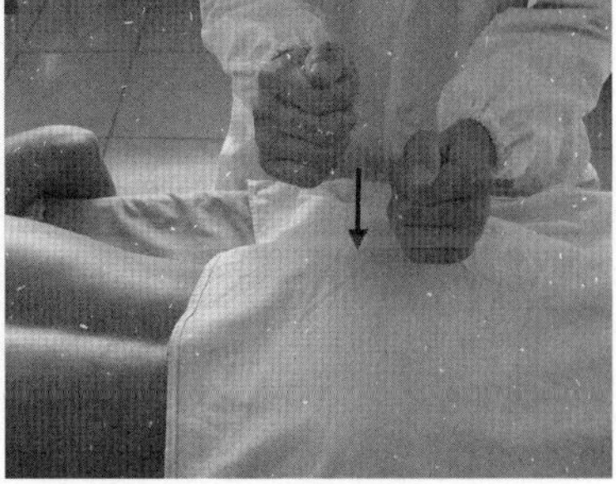
圖 3–84

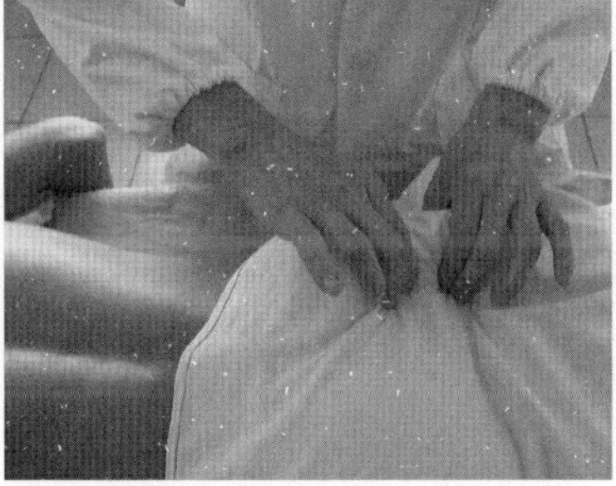
圖 3–85

（八）搓揉臀部

受術者俯臥位，術者用雙掌搓揉臀部十～二十次。（圖3－86）

（九）滾下肢後側

受術者俯臥位，術者用滾法自大腿後側臀橫紋至膕窩再至小腿後側，二～三分鐘。兩側交替進行。（圖3－87）

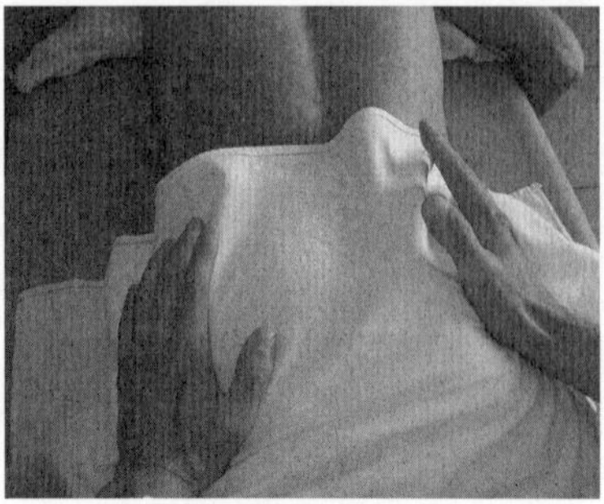

圖 3-86

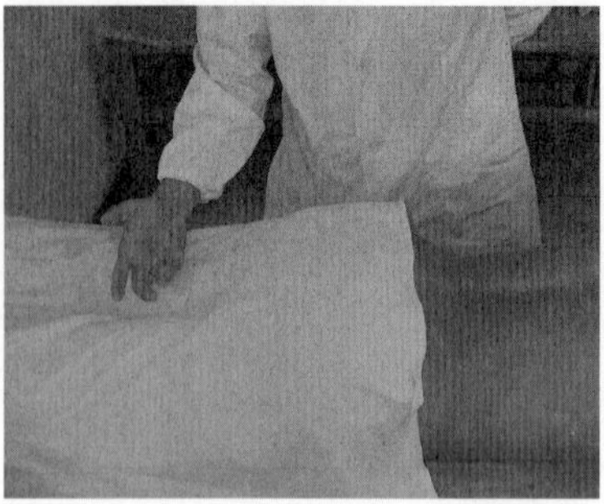

圖 3-87

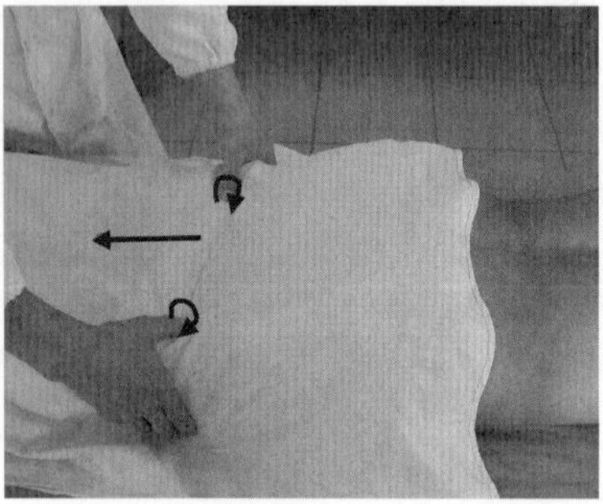

圖 3-88

（十）按揉下肢後側

受術者俯臥位，術者用雙手拇指按揉下肢後側從大腿後側根部至小腿部，大腿部力量可稍重，小腿部力量稍輕一～二分鐘。（圖3—88）

（十一）按揉承扶、殷門、委中穴

受術者俯臥位，術者用拇指指腹按揉承扶、殷門、委中穴，每穴一分鐘。（圖3—89）

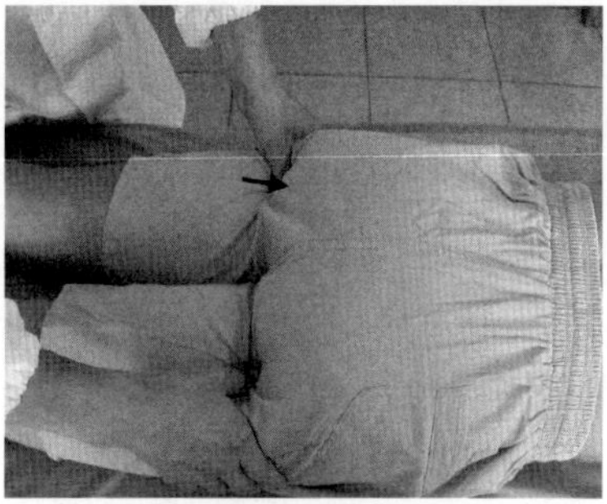

圖 3-89-1

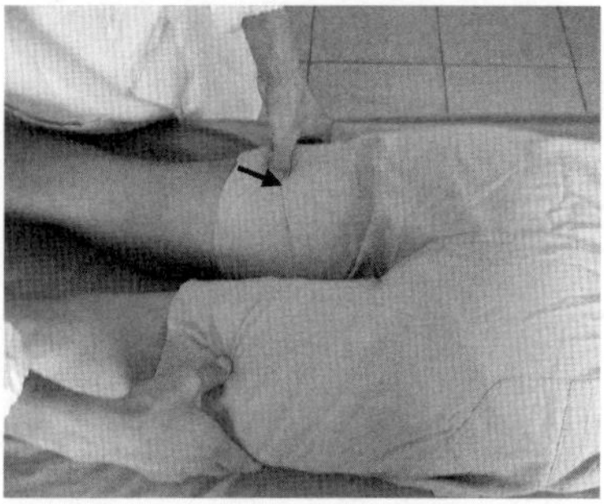

圖 3-89-2

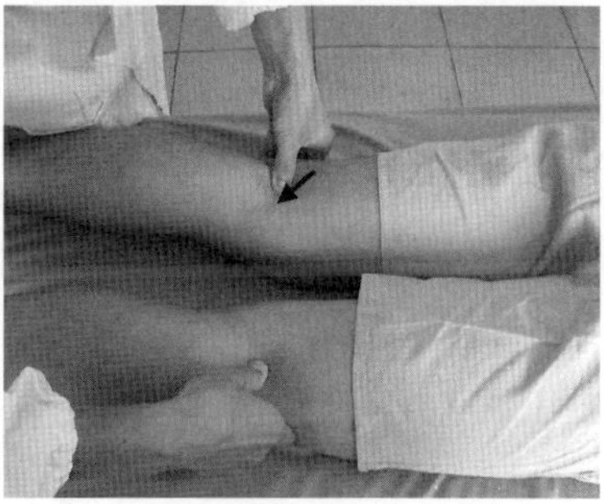

圖 3-89-3

(十二)按揉陽陵泉、承山、絕骨穴

受術者俯臥位,術者用拇指指腹按揉陽陵泉、承山、絕骨穴,每穴一分鐘。(圖3—90)

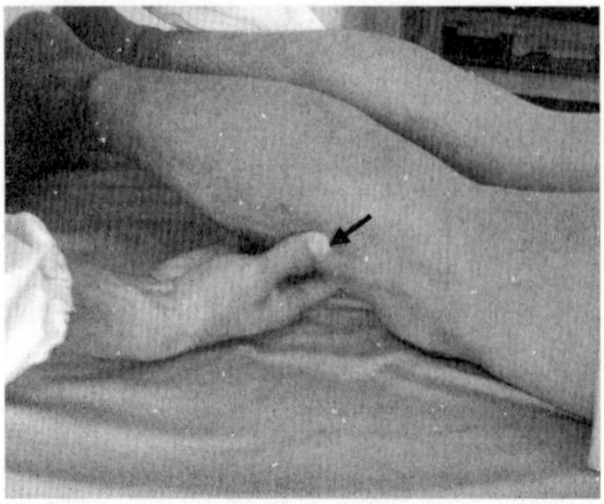

圖 3-90-1

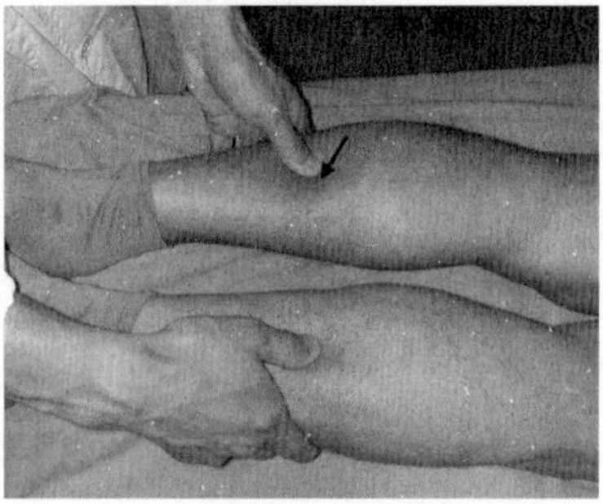

圖 3-90-2

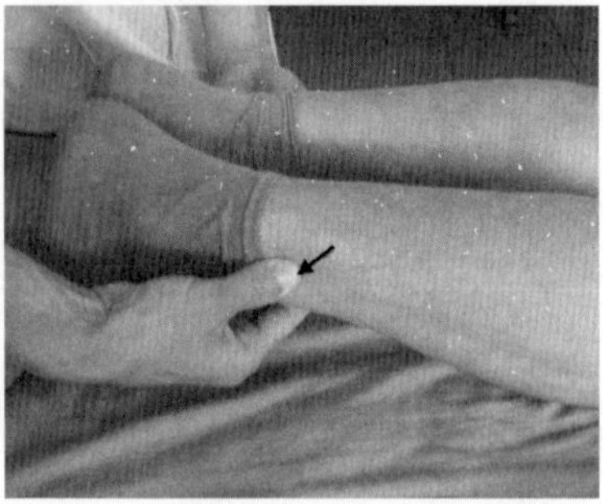

圖 3-90-3

(十三)拿捏下肢後側肌群部

受術者俯臥位，術者用拇、食、中、無名、小指指腹相對用力拿捏下肢後側肌群，從大腿後側至小腿後側，反覆操作二～三分鐘。（圖3－91）

(十四)直推下肢後側部

受術者俯臥位，術者用全掌從臀部至小腿後側直推五～十次。兩側交替進行。（圖3－92）

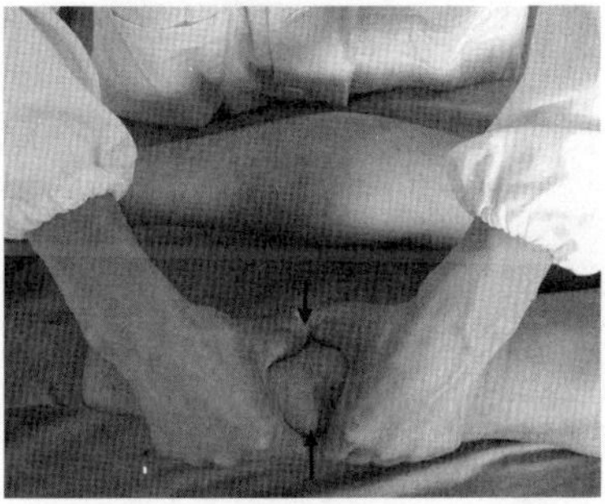

圖 3-91

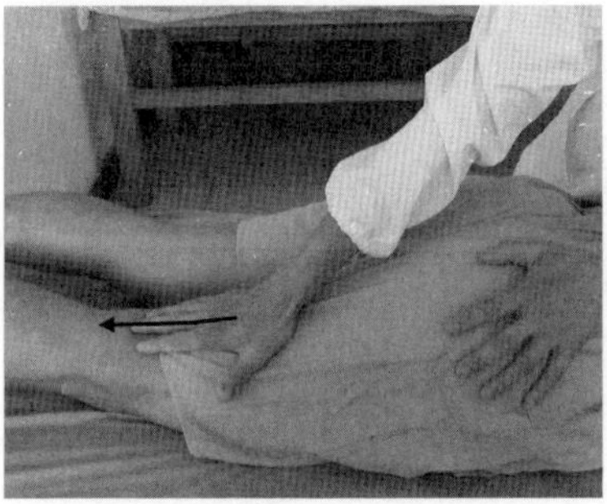

圖 3-92

(十五)分推下肢後側部

受術者俯臥位，術者用雙手拇指分推下肢後側從臀紋紋至小腿後側五～十次，兩側交替進行。（圖3—93）

(十六)彈撥大腿後側肌群

受術者俯臥位，術者用拇指彈撥大腿後側肌群，從臀部下方向下至膕窩處二～三遍，雙側交替進行。（圖3—94）

(十七)搓揉下肢後側

受術者俯臥位，術者用雙手掌搓揉下肢後側三～五遍，兩側交替進行。（圖3—95）

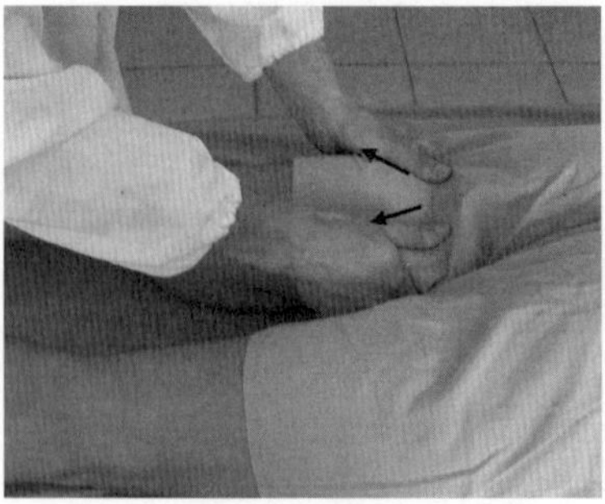

圖 3-93

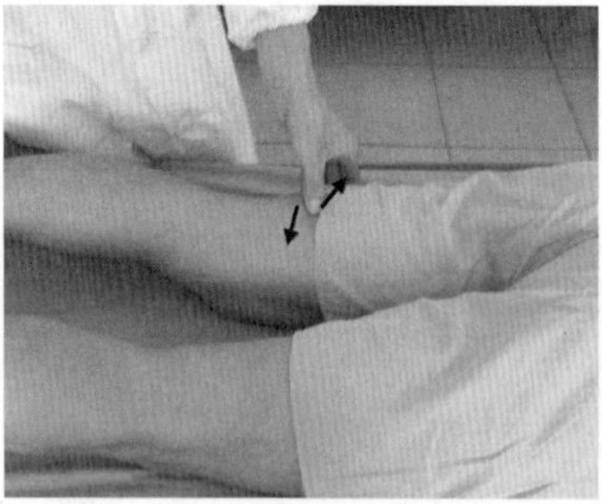

圖 3-94

(十八)搖膝關節

受術者俯臥位，先屈膝九十度，術者一手扶膕窩上部，一手扶踝關節順時針或逆時針搖膝關節半分鐘。(圖3—96)

(十九)搖踝關節

受術者俯臥位，先屈膝九十度，術者一手扶足跟，一手扶足背部，作順時針或逆時針搖踝關節半分鐘。(圖3—97)

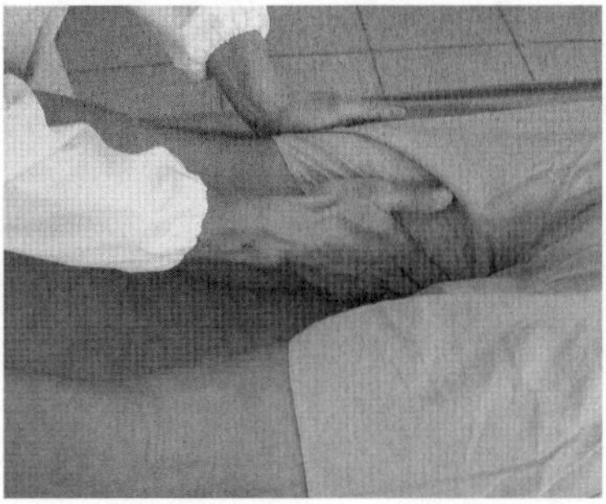

圖 3–95

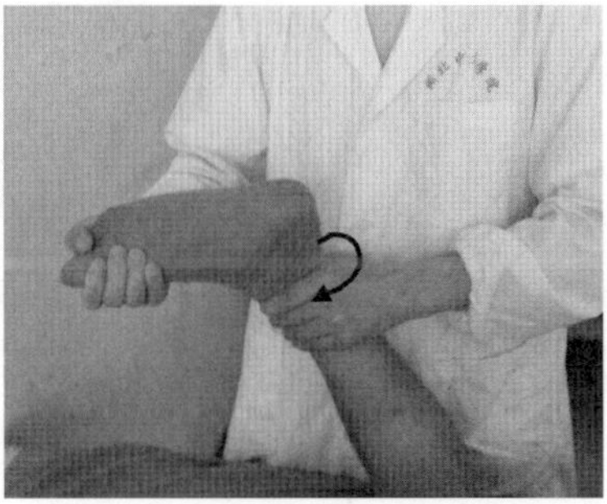

圖 3–97

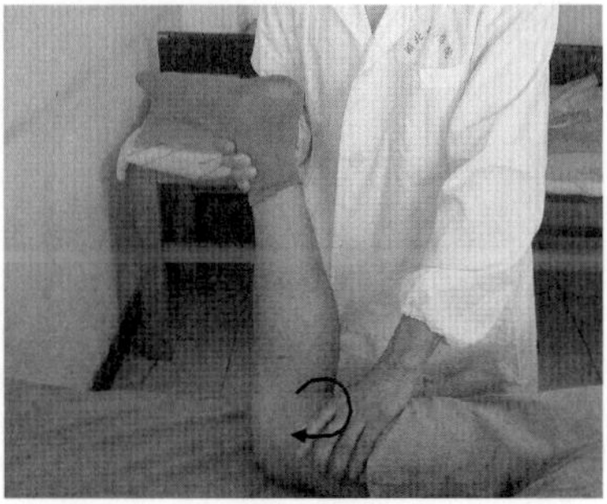

圖 3–96

(二十)滾大腿前側肌群

受術者仰臥位，術者用滾法在大腿前側肌肉群進行操作二～三分鐘，兩側交替進行。(圖3—98)

(二十一)拿捏股四頭肌

受術者仰臥位，術者用五指相對用力拿捏大腿前側股四頭肌二～三分鐘，兩側交替進行。(圖3—99)

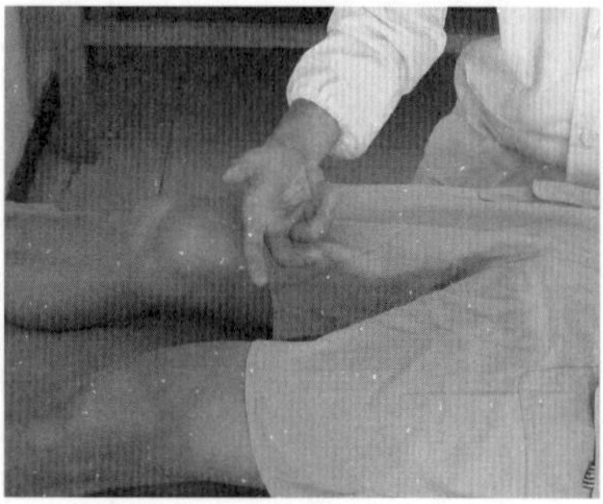

圖 3–98

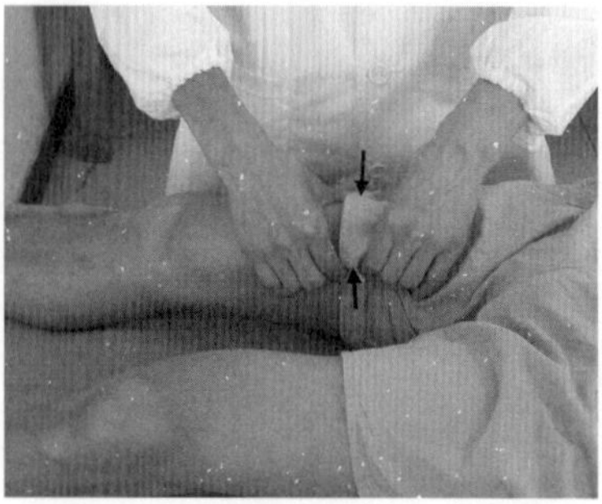

圖 3–99

（二十二）按揉髀關、伏兔、梁丘等穴

受術者仰臥位，術者用拇指按揉髀關、伏兔、梁丘穴，每穴一分鐘。（圖3－100）

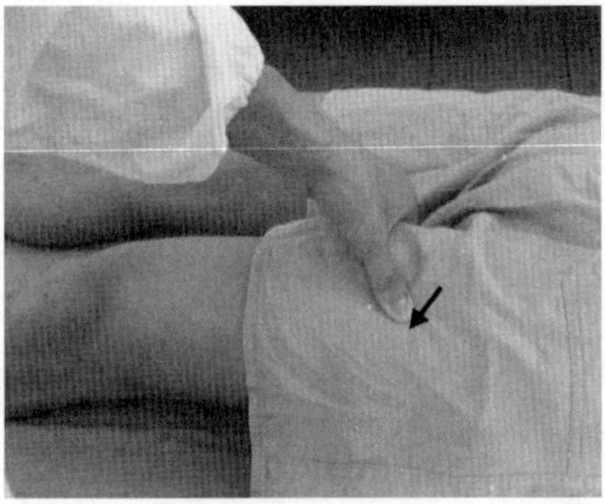

圖 3-100-1

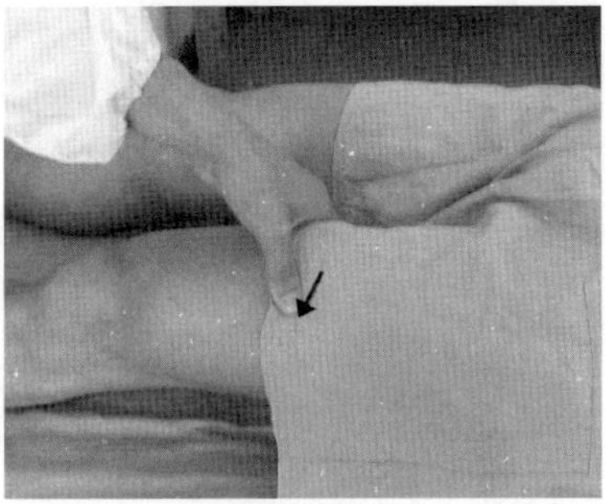

圖 3-100-2

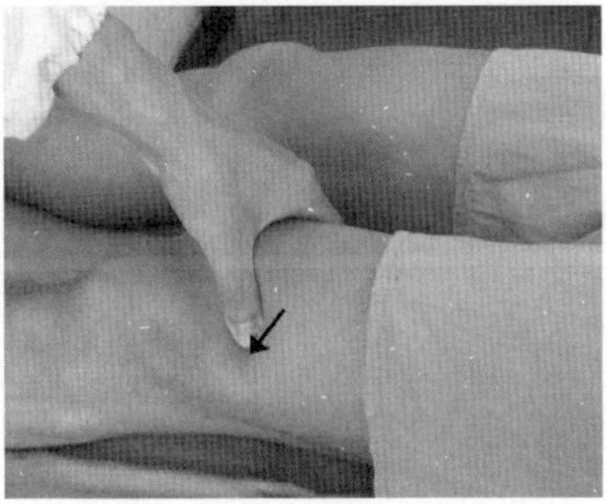

圖 3-100-3

(二十三) 擊打大腿前側部

受術者仰臥位，術者以雙手側掌部擊打大腿前側，反覆操作三～五遍。（圖3—101）

(二十四) 拿捏膝周部位

受術者仰臥位，術者以十指相對用力拿捏膝周部位，以髕骨為中心，四周進行操作一～二分鐘。（圖3—102）

(二十五) 掌揉按髕骨

受術者仰臥位，術者用掌心按揉髕骨周緣一～二分鐘。（圖3—103）

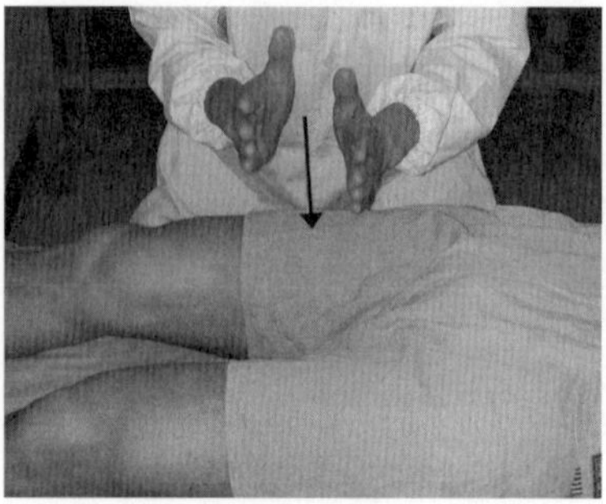

圖 3–101

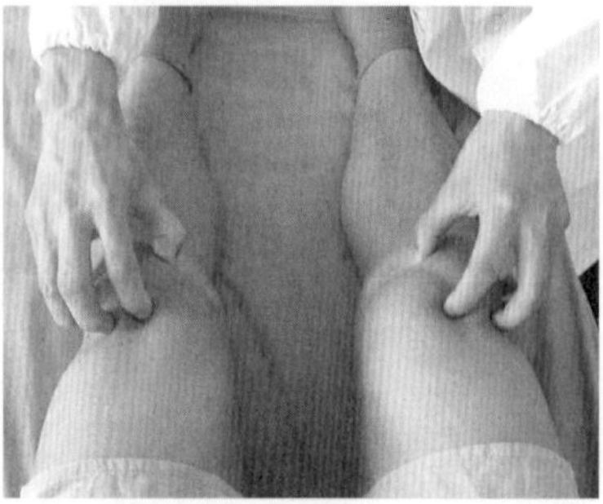

圖 3–102

(二十六)搓揉膝周部位

受術者仰臥位，術者以雙掌相對用力搓揉膝周緣，以膝關節稍熱為度。兩側交替進行。(圖3—104)

(二十七)捏揉小腿前側

受術者仰臥位，術者用十指相對用力捏揉小腿前側約一分鐘。(圖3—105)

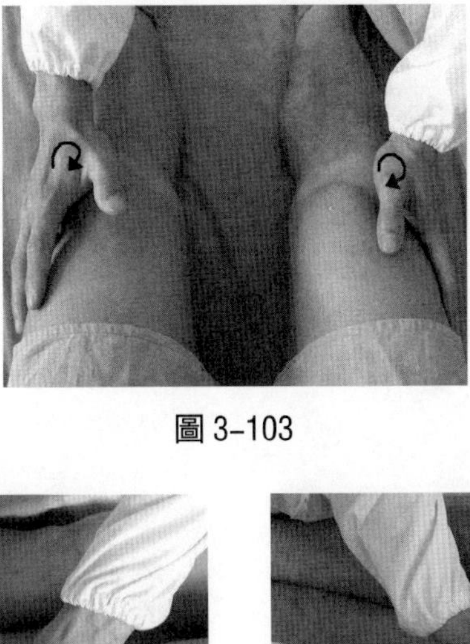

圖 3–103

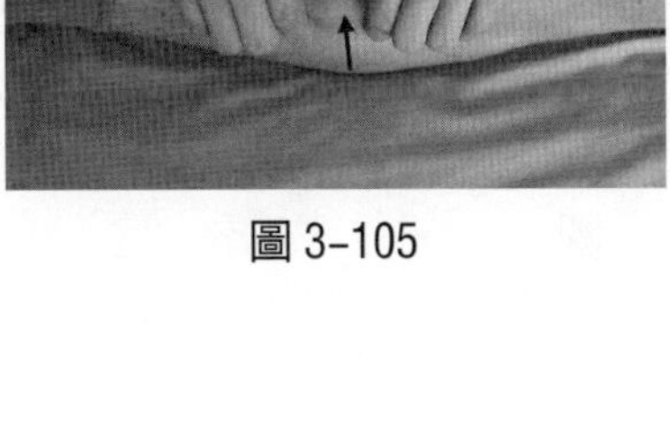

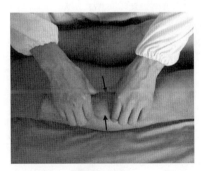

圖 3–105

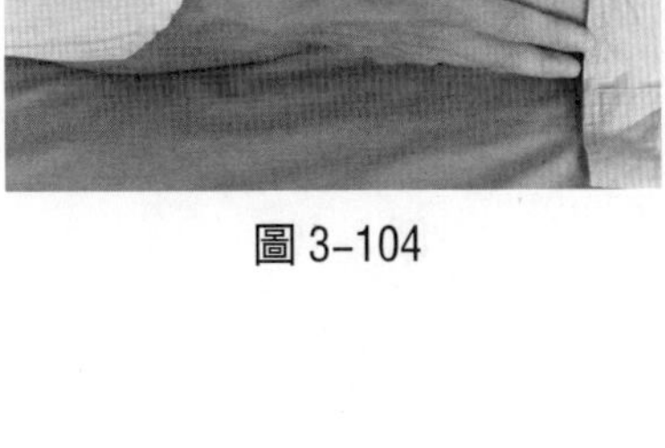

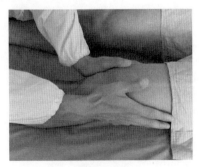

圖 3–104

(二十八)按揉足三里、豐隆穴

受術者仰臥位，術者用拇指按揉足三里、豐隆穴各一分鐘。(圖3－106)

(二十九)捏揉跟腱

受術者仰臥位，術者用拇、食指用力捏揉跟腱一分鐘，兩側交替進行。(圖3－107)

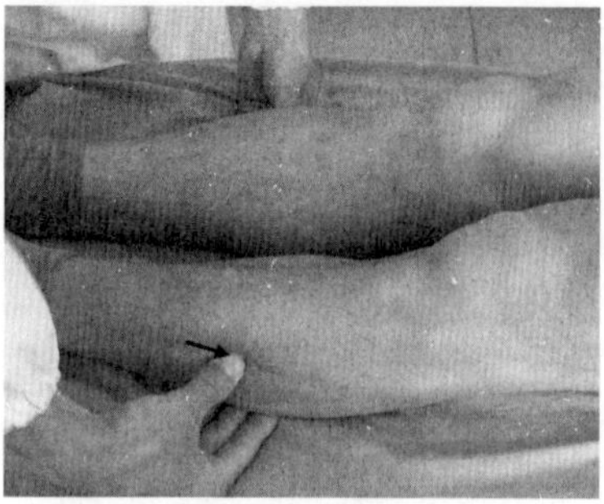

圖 3-106-1

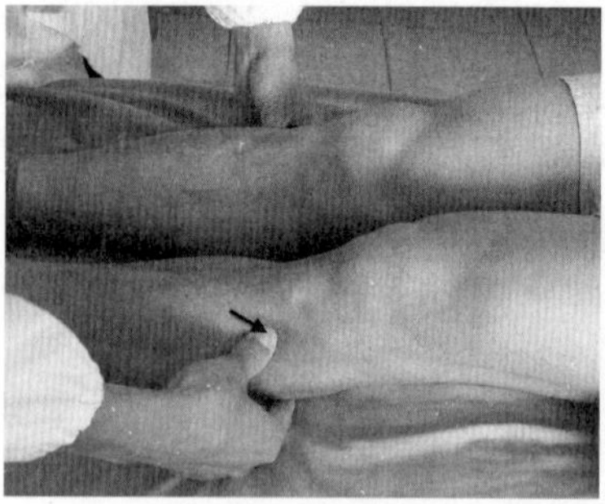

圖 3-106-2

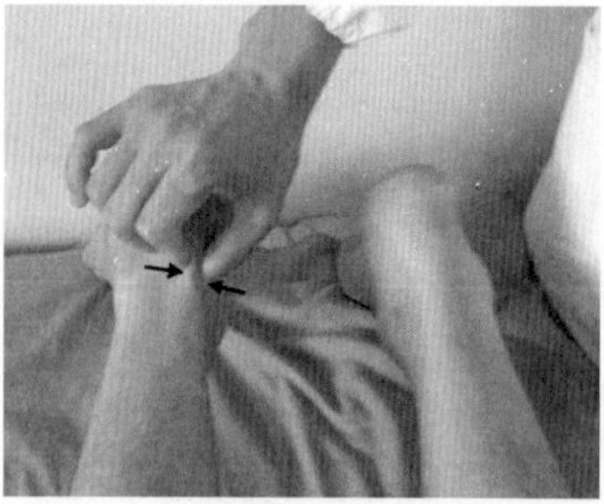

圖 3-107

（三十）按揉解谿、太谿、崑崙穴

受術者仰臥位，術者用拇指按揉解谿、太谿、崑崙穴，每穴一分鐘，兩側交替進行。（圖3－108）

（三十一）搖踝關節

受術者仰臥位，術者一手托住足跟，一手握住足背，雙手同時用力，作順時針或逆時針搖動十～二十次。兩側交替進行。（圖3－109）

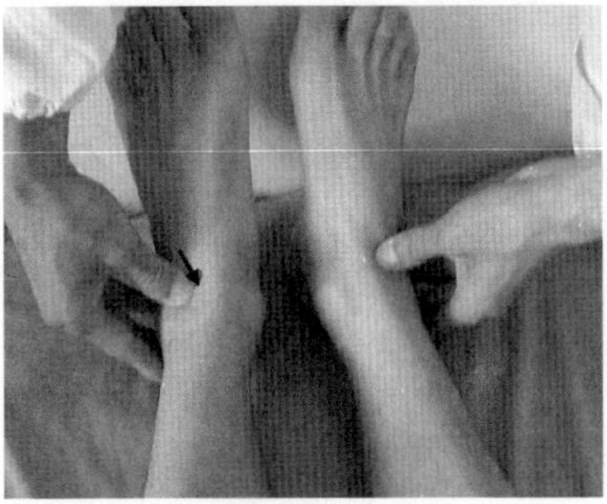

圖 3-108-1

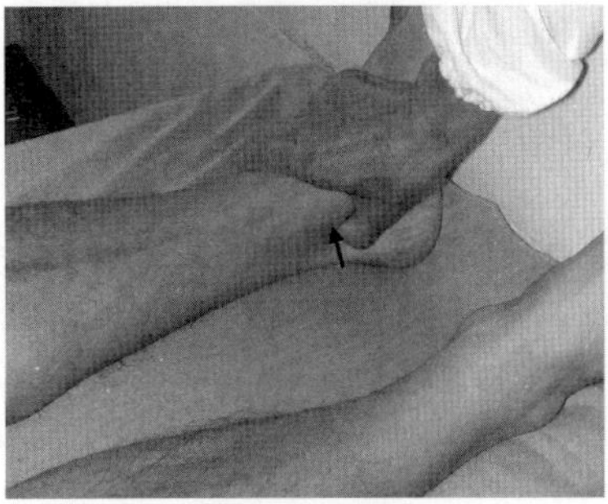

圖 3-108-2

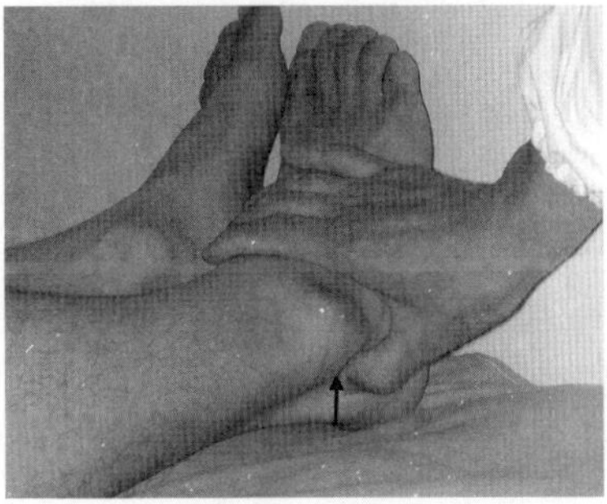

圖 3-108-3

（三十二）捻十趾

受術者仰臥位，術者用拇、食、中指指腹快速靈活順序捻五趾，三～五次，然後以食、中指夾住各足趾牽拉，滑脫後發出「咯」的響聲。兩側交替進行。（圖3—110）

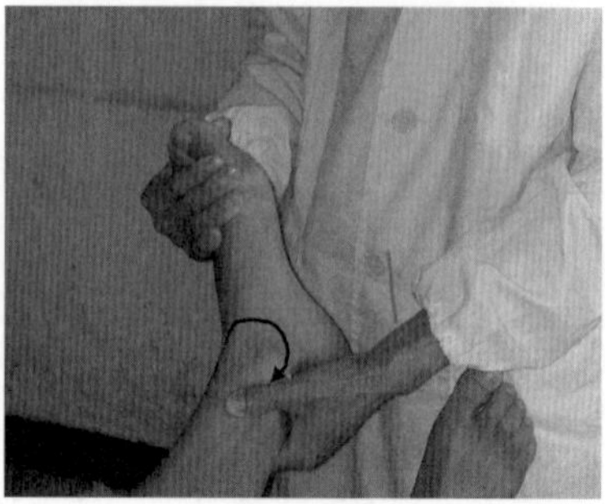

圖 3–109

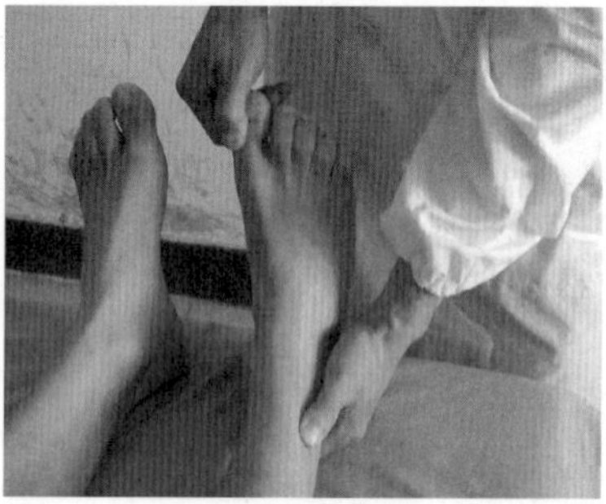

圖 3–110

（三十三）擦湧泉

受術者仰臥位，術者一手托住足跟，另一手先塗潤滑劑，以掌擦湧泉穴，以透熱為度。（圖3—111）

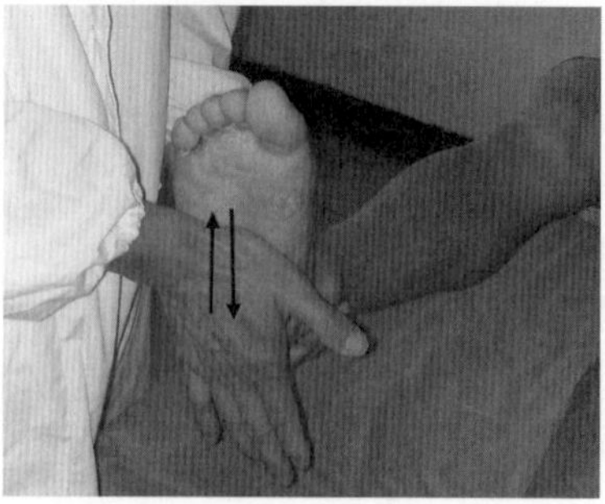

圖 3–111

肥胖合併症的按摩療法

一、肥胖合併糖尿病

肥胖與糖尿病有著十分密切的關係。有關統計資料表明，我國每一百人中就有一人患糖尿病。肥胖者中的糖尿病患者是非肥胖者的四倍，在四十歲以上的糖尿病人中，約有百分之七十～百分之八十的人在患糖尿病之前就已經肥胖了。

糖尿病是以血糖過高及糖尿為特徵，臨床上多表現為多飲、多食、多尿、消瘦即常說的「三多一少」等症候群。

糖尿病是胰島素絕對和相對不足所導致的主要因素。胰島素分泌相對或絕對不足，以致靶細胞對胰島素敏感性降低，從而造成糖、蛋白質、脂肪、水、電解質代謝紊亂，即發生了糖尿病。

中醫將糖尿病稱為「消渴」。分上、中、下三消。多因素體陰虛，飲食不節，房事過度，性志失調所致。

【按摩治療】

(一)按揉臍中

受術者仰臥位，術者用手掌在腹部以臍為中心逆時針方向按揉三～五分鐘，再按順時針方向按揉三～五分鐘。（圖4—1）

(二)點按中脘、水分、氣海、關元穴

受術者仰臥位，術者用拇指指腹點按中脘，水分、氣海、關元穴每穴一分鐘。（圖4—2）

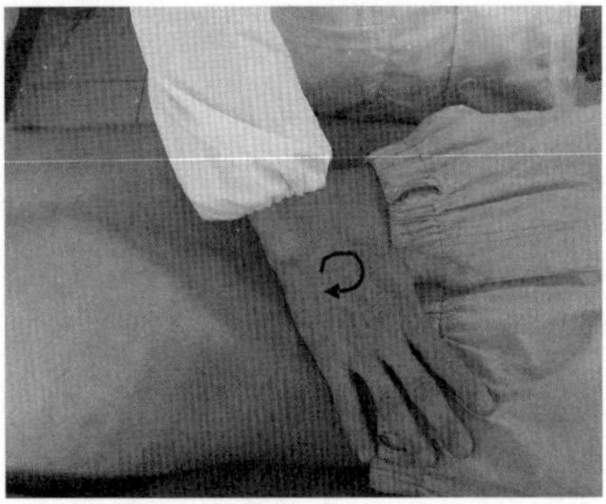

圖4-1

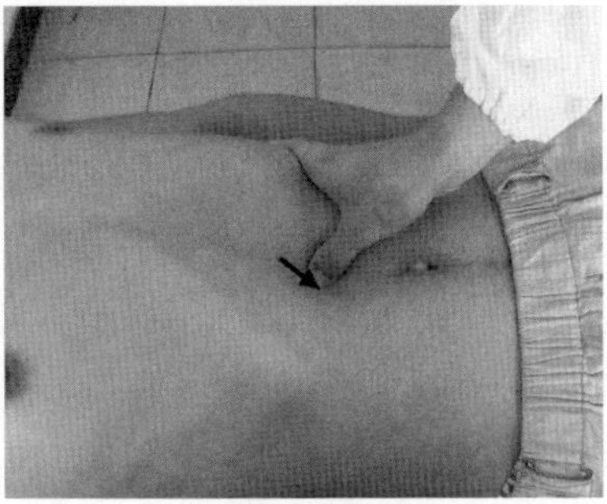

圖4-2-1

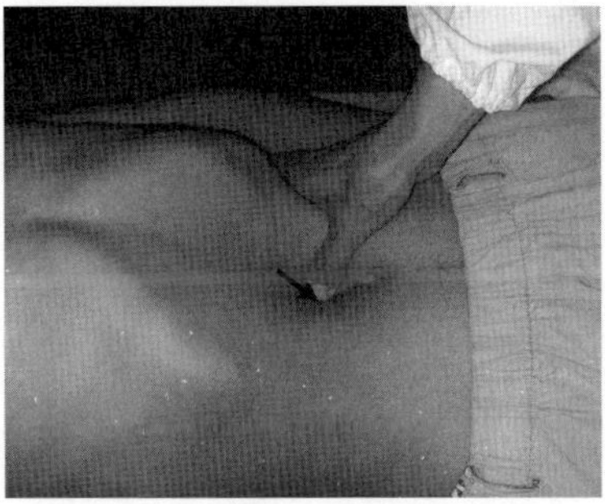

圖4-2-2

(三)捏拿手三陰經

受術者仰臥位，術者用拇、食、中之指相對用力捏拿手三陰經，反覆操作一～二分鐘。（圖4—3）

(四)按揉合谷、魚際、曲池、太谿穴

受術者仰臥位，術者用拇指指腹按揉合谷、魚際、曲池、太谿穴，每穴十五分鐘。（圖4—4）

(五)提拿足三陰經

受術者仰臥位，術者用拇、食、中三指提拿足三陰經，反覆操作一～二分鐘。（圖4—5）

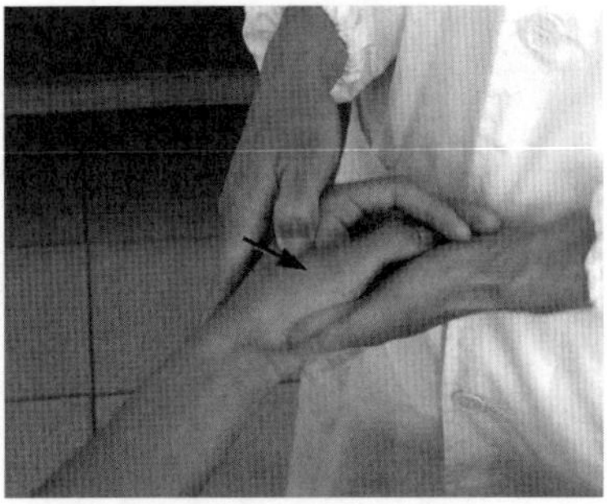
圖 4-4-1

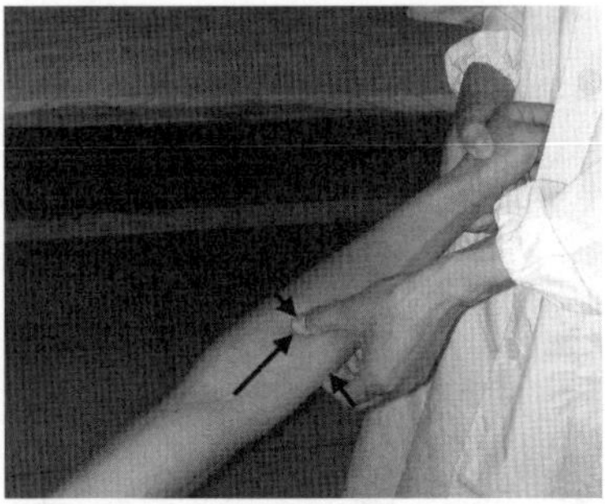
圖 4-3

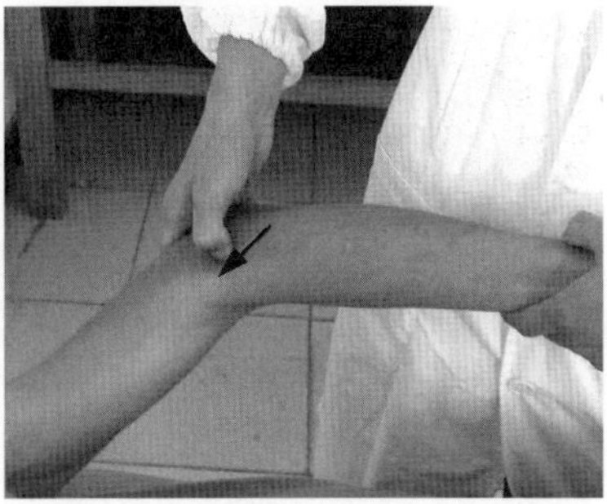
圖 4-4-3

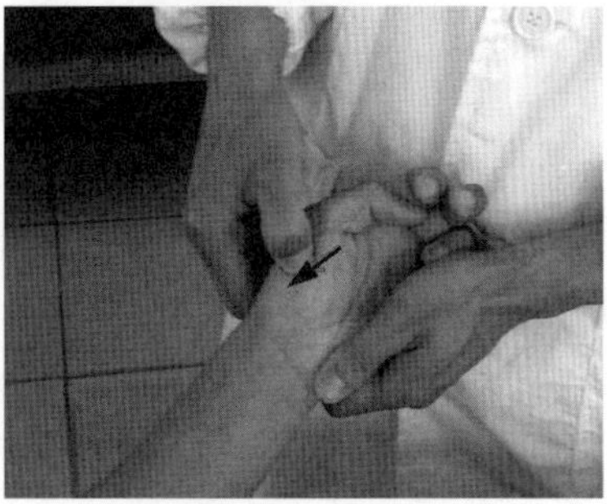
圖 4-4-2

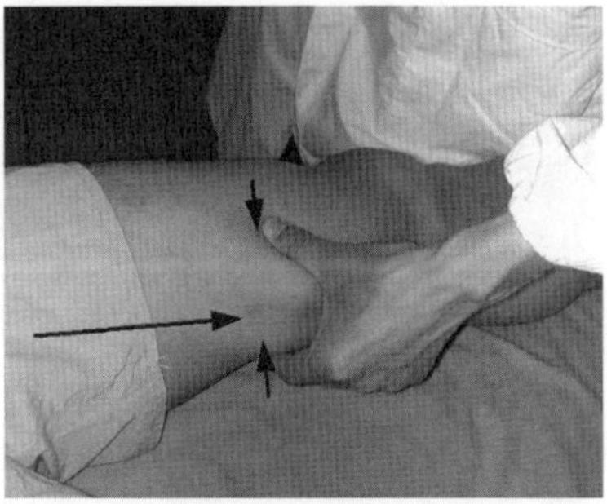
圖 4-5

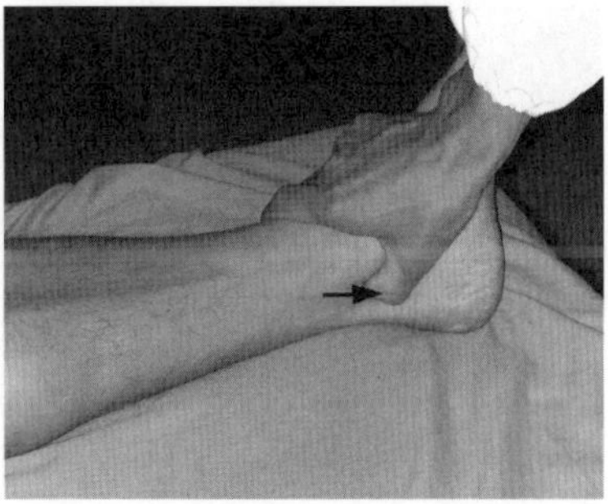
圖 4-4-4

（六）按揉足三里、三陰交、照海穴

受術者仰臥位，術者用拇指指腹，按揉足三里、三陰交、照海穴，每穴操作一分鐘。（圖4－6）

（七）按揉腰背部

受術者俯臥位，術者雙手掌重疊在背腰部兩側從上至下反覆用按揉法操作二～三分鐘。（圖4－7）

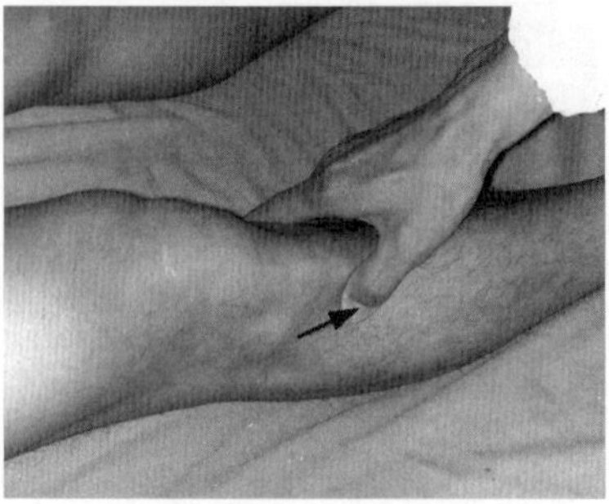
圖 4-6-1

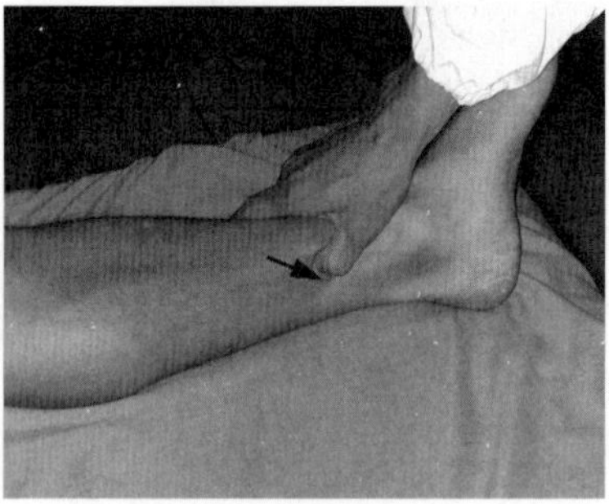
圖 4-6-2

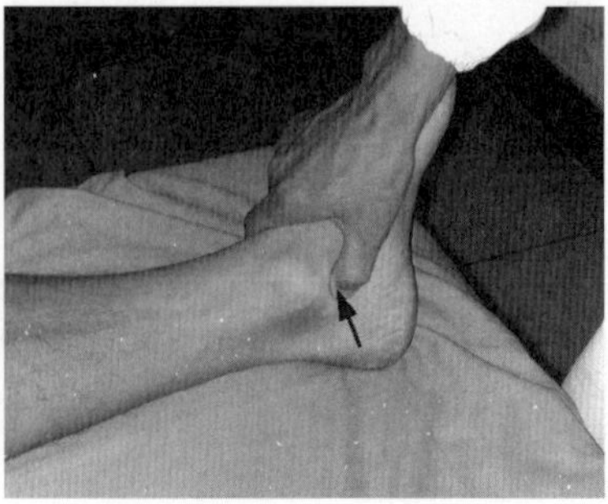
圖 4-6-3

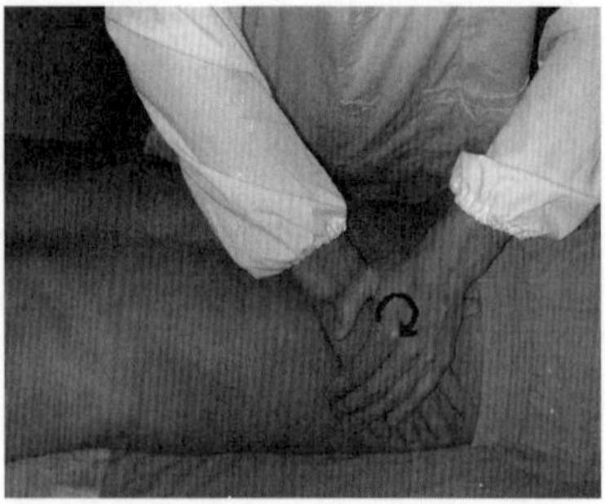
圖 4-7

（八）按揉肺俞、脾俞、胃俞、胰俞穴

受術者俯臥位，術者用拇指指腹按揉肺俞、脾俞、胃俞穴、胰俞穴，每穴一分鐘。（圖4－8）

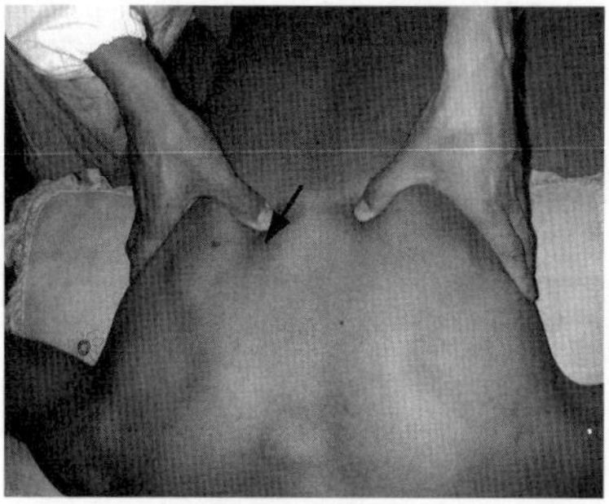
圖 4-8-1

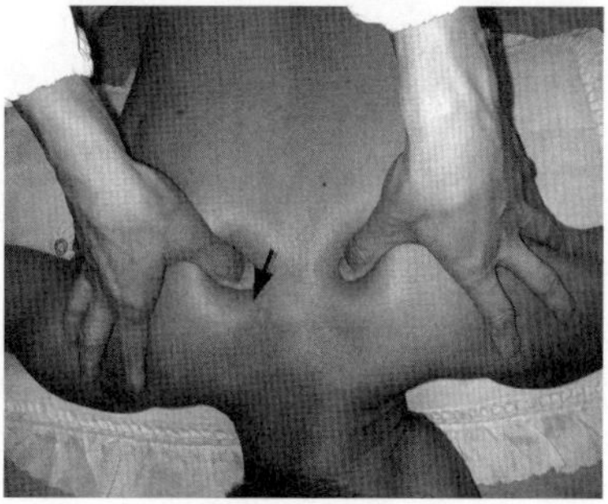
圖 4-8-2

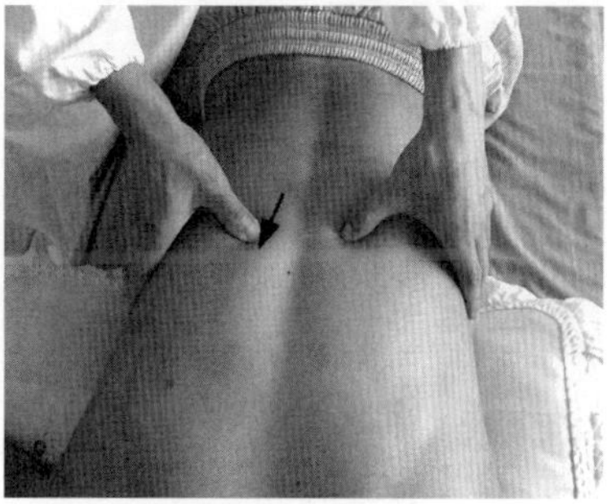
圖 4-8-3

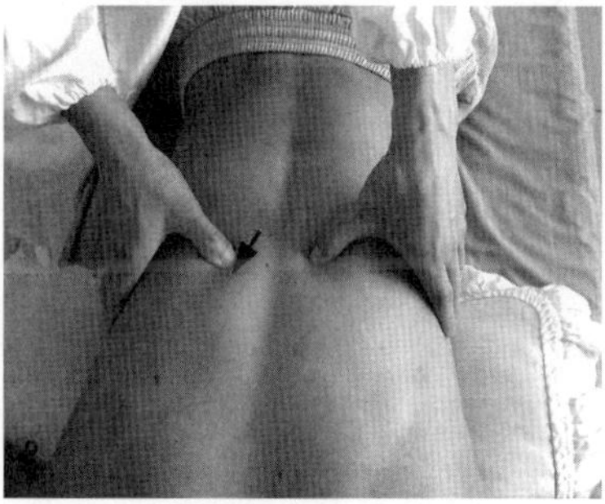
圖 4-8-4

(九)按揉三焦俞、腎俞、命門穴

受術者俯臥位，術者以拇指指腹按揉三焦俞、腎俞、命門穴，每穴一分鐘。(圖4—9)

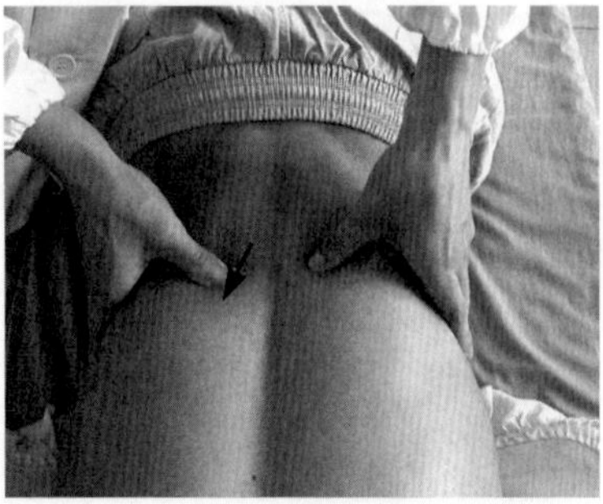

圖4-9-1

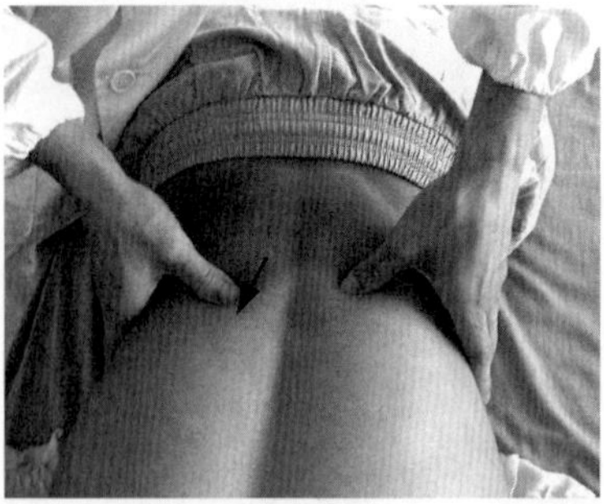

圖4-9-2

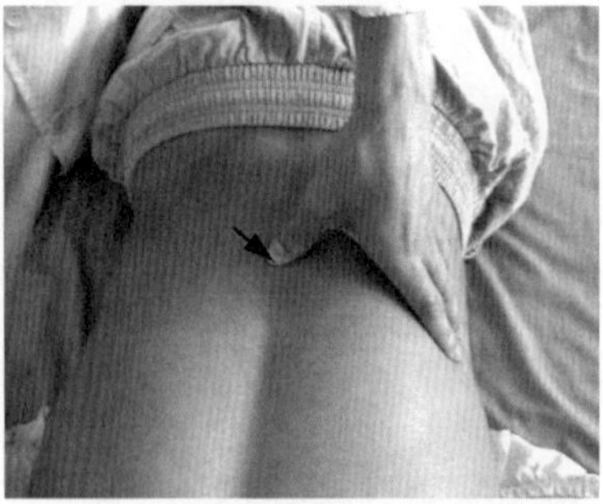

圖4-9-3

(十)搓背腰部

受術者俯臥位，術者用雙手掌在背腰部向兩側搓摩，從上到下反覆操作二～三分鐘。（圖4—10）

(十一)捏揉腰部

受術者俯臥位，術者用雙手拇、食、中三指捏揉腰部肌肉，雙側交替進行。二～三分鐘。（圖4—11）

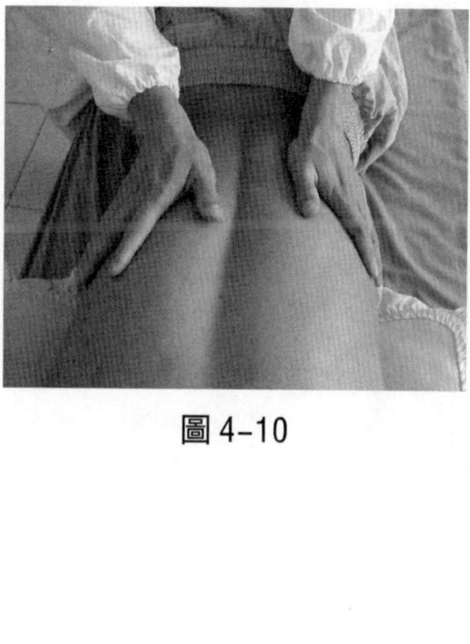
圖4-10

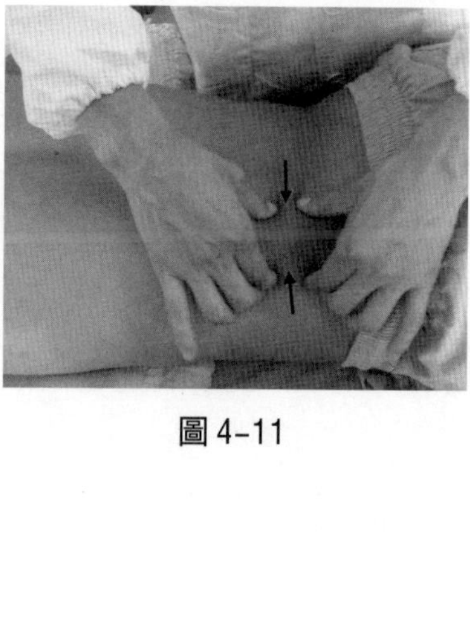
圖4-11

(十二)擦腎俞、命門

受術者俯臥位，術者先塗潤滑劑於腰部。然後用側掌擦腎俞、命門，以透熱為度。(圖4—12)

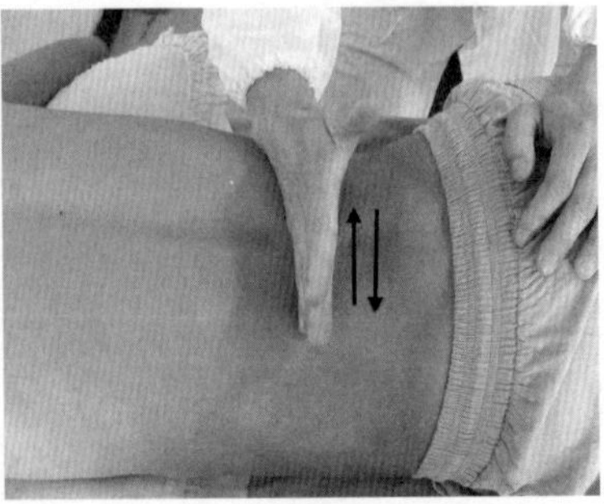

圖4-12

註：糖尿病是一種慢性病；治療時間較長，尤其是因肥胖合併糖尿病者，治療時減肥和醫治糖尿病要相結合，患者要合理調配飲食，多食清淡為宜，多吃蔬菜、水果。適當參加體育鍛鍊和體力勞動，再結合按摩治療，堅持不懈！定會有滿意效果！

二、肥胖合併高血壓

臨床觀察早已證實：肥胖人群中高血壓病的發生率明顯的高於非肥胖者。

肥胖促使高血壓發生的機理是：肥胖病患者的體內脂肪組織大量增加，相應地使血液循環量也增加，致使小動脈的外周阻力也增加，加重了心臟的負擔，心臟必須增加心搏出量，以保證外周組織的血液供應。由此而致的小動脈硬化，促使高血壓發生。另外肥胖者體內存在著一定程度的水鈉瀦留，進一步增加了循環血量，加重高血壓。

高血壓是以動脈血壓升高，尤其是舒張壓持續升高為特點的全身性、慢性血管疾病。在安靜狀態下，成人舒張壓超過十二千帕（九十毫米汞柱），收縮壓超過十八・六六千帕（一百四十毫米汞柱），就可以診為「高血壓」。

高血壓病屬中醫學「眩暈」、「頭痛」等病範疇，多因肝陽上亢，痰濁中阻，氣血虧虛，腎精不足，瘀血內阻所致，表現為：頭暈、頭痛、乏力、耳鳴、失眠等症如血壓持續升高，會出現嚴重的心、腦、腎諸臟器損害。

【按摩治療】

（一）推橋弓穴

受術者仰臥位，術者用拇指自上而下推橋弓穴，兩側交替進行時間一分鐘。（圖4－13）

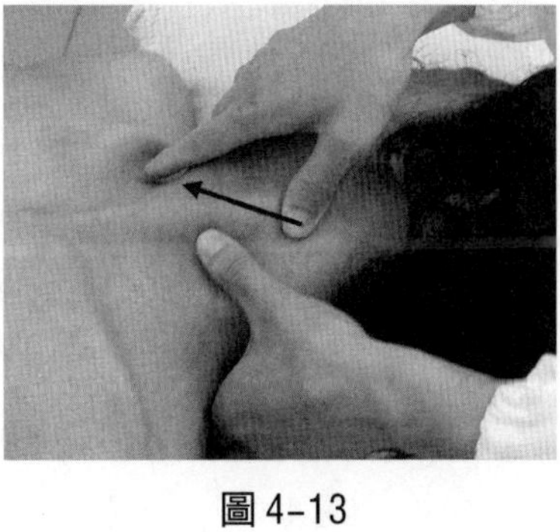

圖4-13

(二)分推印堂

受術者仰臥位，術者用拇指從印堂向兩側太陽穴分推五～十次。(圖4—14)

(三)抹眉弓

受術者仰臥位，術者用雙拇指指腹抹眉弓，二～三分鐘。(圖4—15)

(四)按揉百會、風池穴

受術者仰臥位，術者用拇指或中指按揉百會、風池穴，每穴一分鐘。(圖4—16)

(五)揉膻中穴

受術者仰臥位，術者用拇指指腹按揉膻中穴一～二

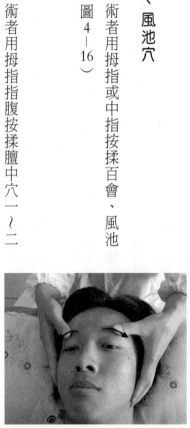

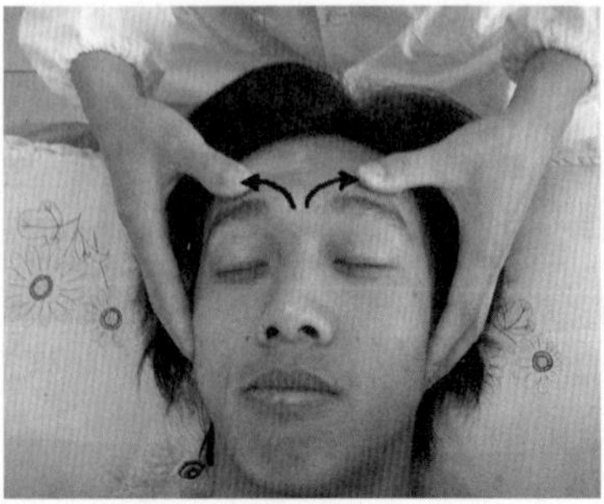

圖4-14

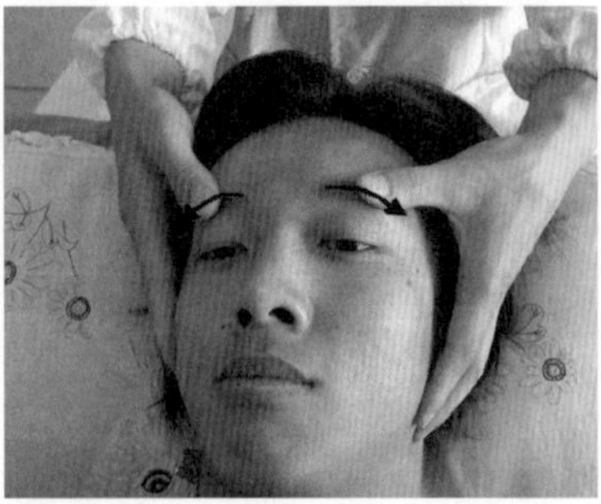

圖4-15

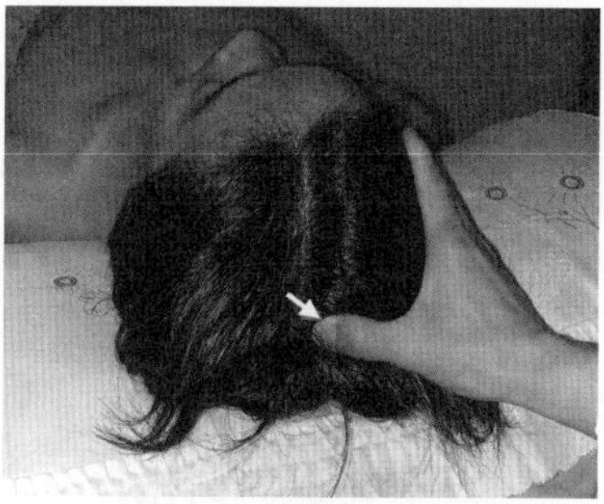

圖4-16-1

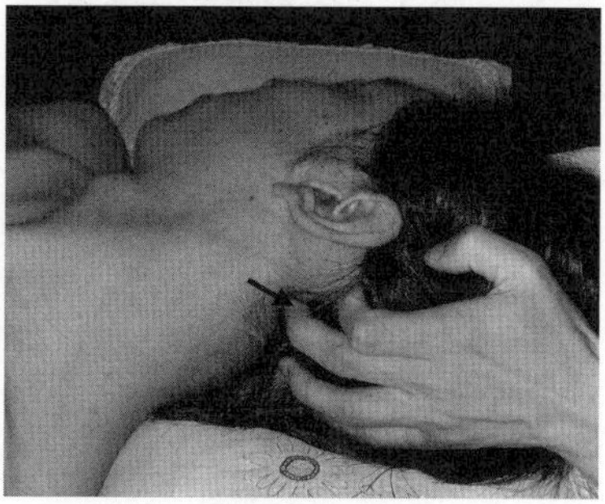

圖4-16-2

分鐘。（圖4—17）

（六）摩腹部

受術者仰臥位，術者用手掌順時針方向摩腹三～五分鐘。（圖4—18）

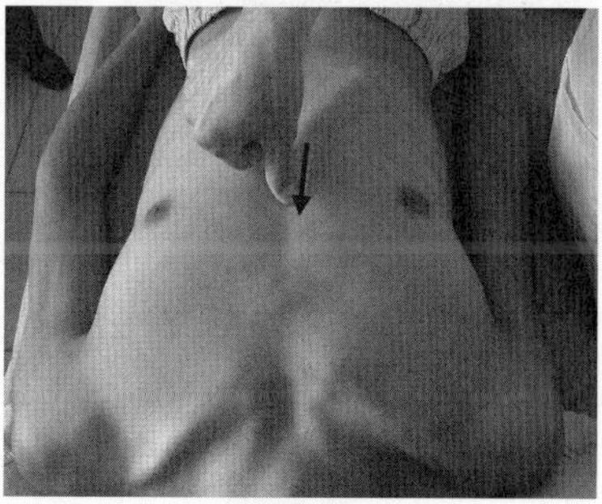

圖4-17

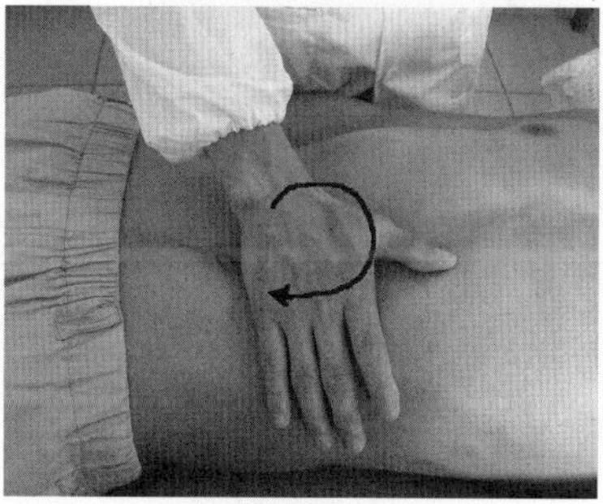

圖4-18

（七）按揉中脘、天樞、神闕、氣海、關元穴

受術者仰臥位，術者用拇指指腹按揉中脘、天樞、神闕、氣海、關元穴，每穴一分鐘。（圖4—19）

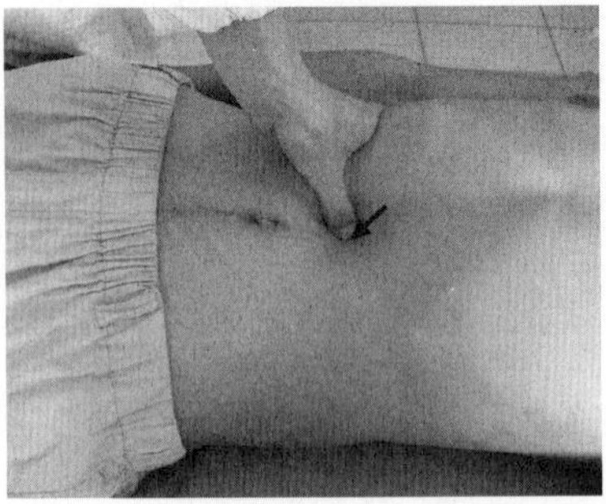
圖4-19-1

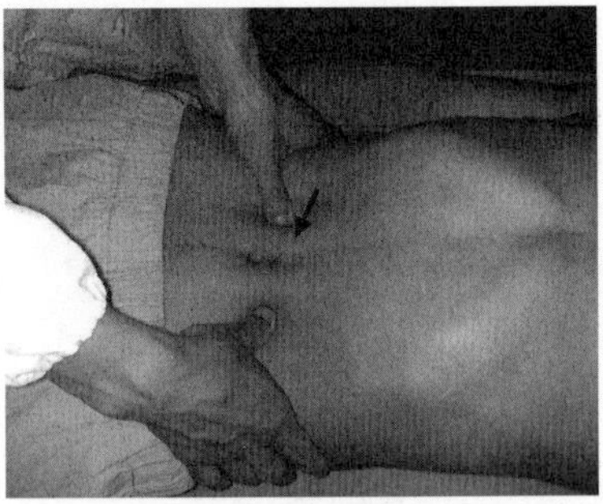
圖4-19-2

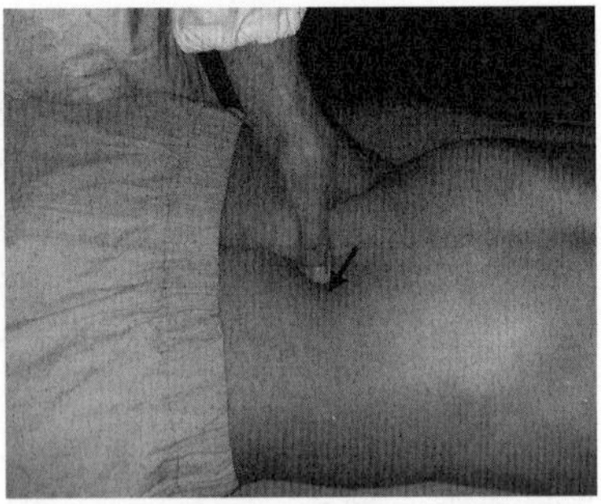
圖4-19-3

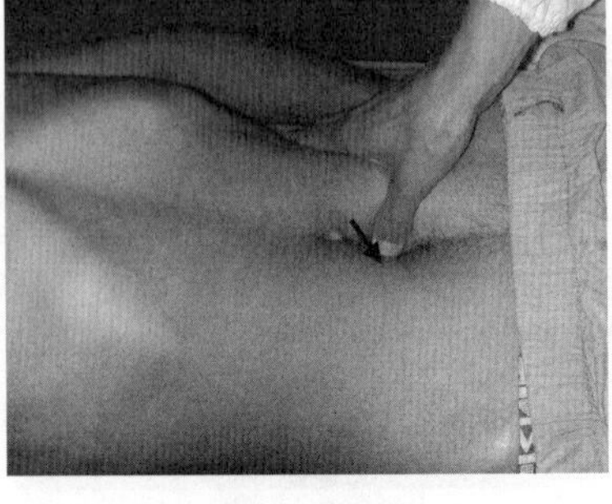
圖4-19-4

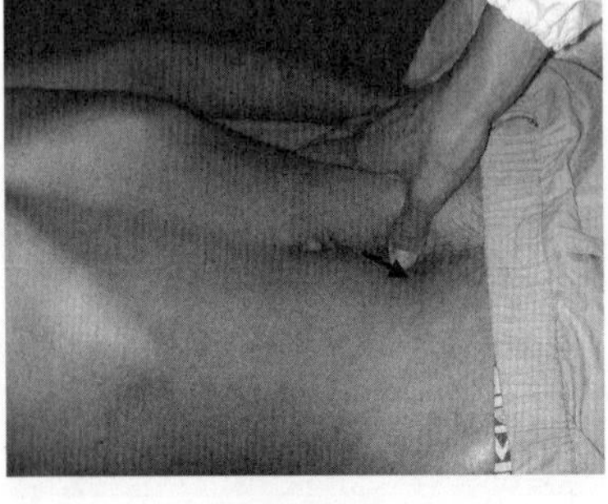
圖4-19-5

（八）按揉足三里、豐隆穴

受術者仰臥位，術者用雙手拇指指腹按揉足三里、豐隆穴，每穴各一分鐘。（圖4—20）

（九）滾背腰部

受術者俯臥位，術者用滾法在背腰部操作，從上至下反操施術三～五分鐘。（圖4—21）

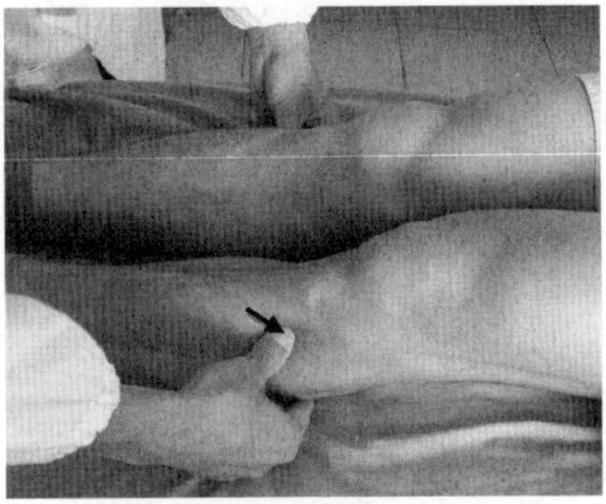

圖 4-20-1

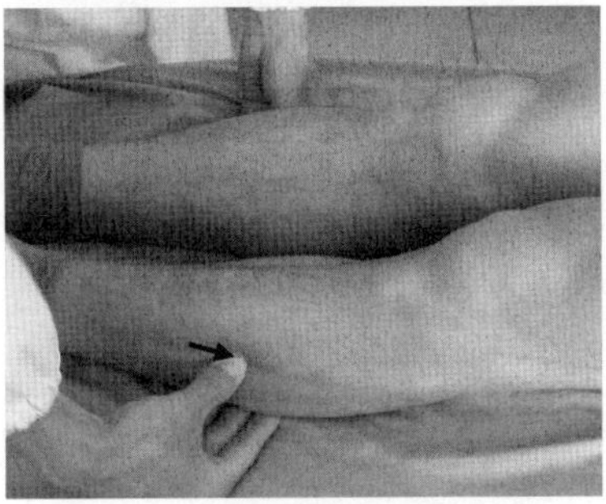

圖 4-20-2

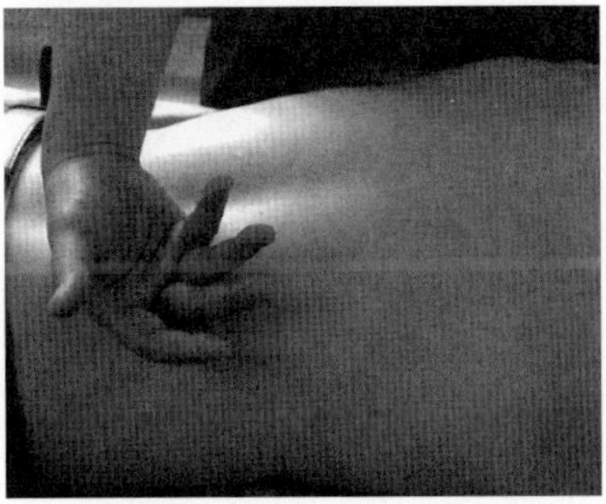

圖 4-21

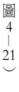

(十)按揉大椎、心俞、肝俞

受術者俯臥位。術者用拇指指腹按揉大椎、心俞、肝俞，每穴一分鐘。（圖4—22）

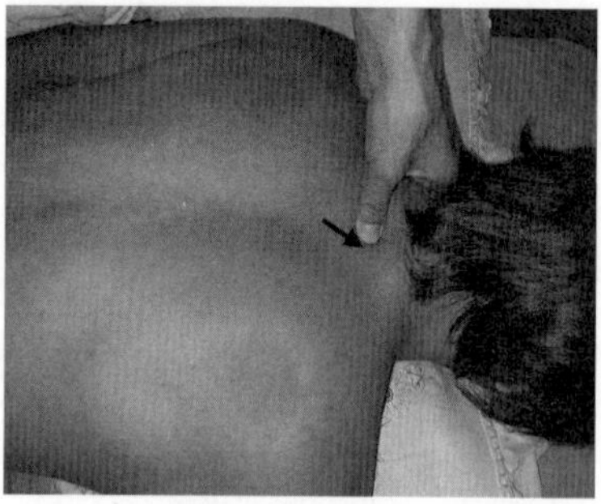

圖 4-22-1

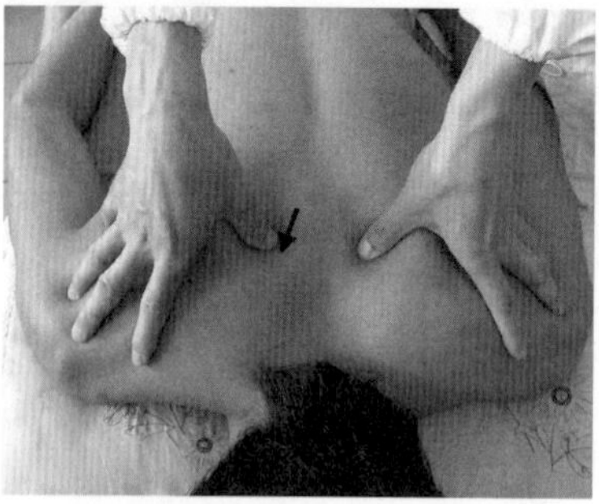

圖 4-22-2

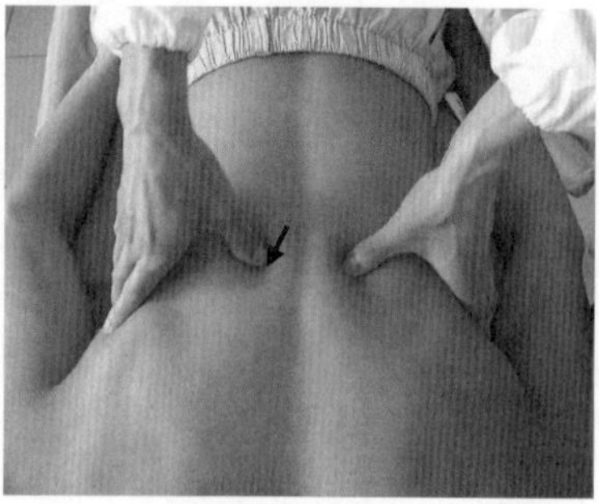

圖 4-22-3

（十一）按揉脾俞、胃俞、腎俞、命門穴

受術者俯臥位，術者用拇指按揉脾俞、胃俞、腎俞、命門，每穴一分鐘。（圖4—23）

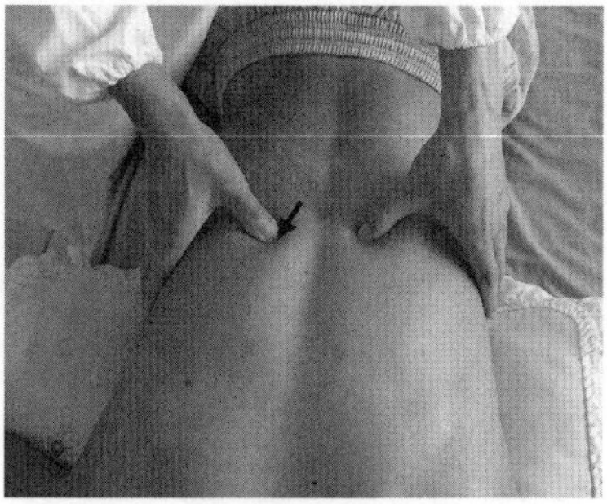

圖 4-23-1

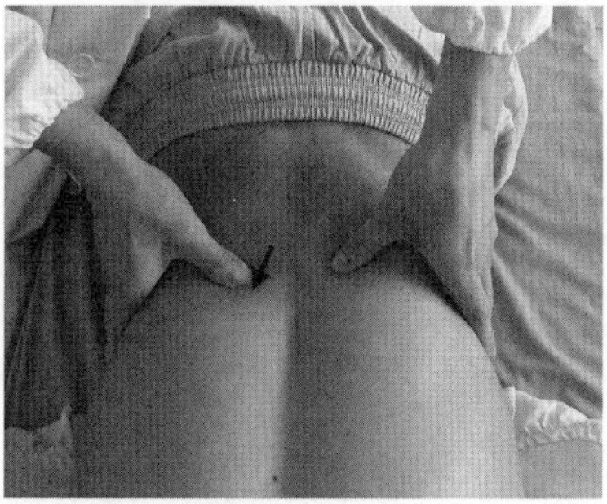

圖 4-23-2

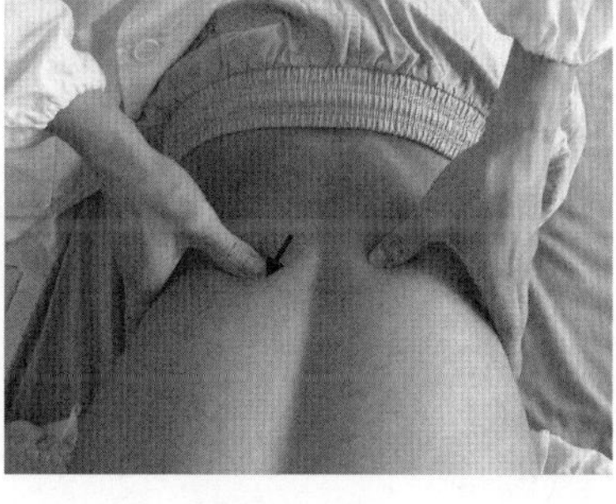

圖 4-23-3

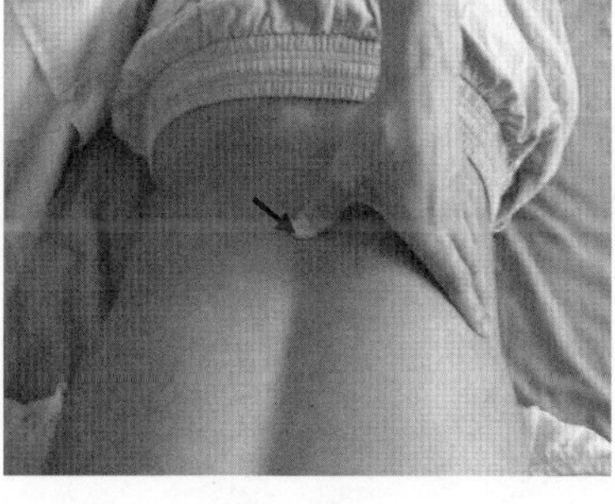

圖 4-23-4

度。（圖4—24）

（十三）叩擊腰背四肢部

受術者俯臥位，術者以雙手小指側有節奏叩擊腰背部及四肢肌肉二分鐘。（圖4—25）

（十四）捏揉腓腸肌

受術者俯臥位，術者以雙手拇指與其餘四指相對用力捏揉腓腸肌，從上往下反覆操作一～二分鐘（圖4—26）

（十五）擦湧泉穴

受術者俯臥位，先屈膝關節，術者先塗潤滑劑，然後一手扶足跟，一手掌擦湧泉，以透熱為度。（圖4—27）

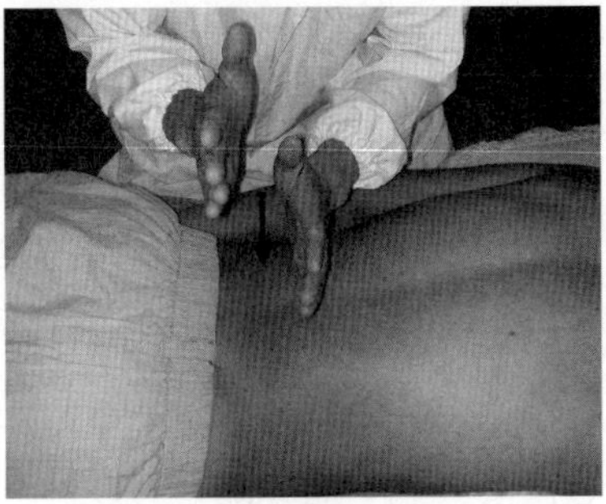

圖 4-25-1

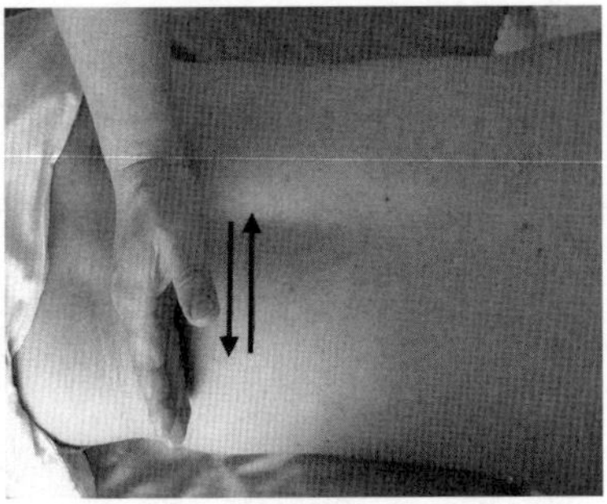

圖 4-24

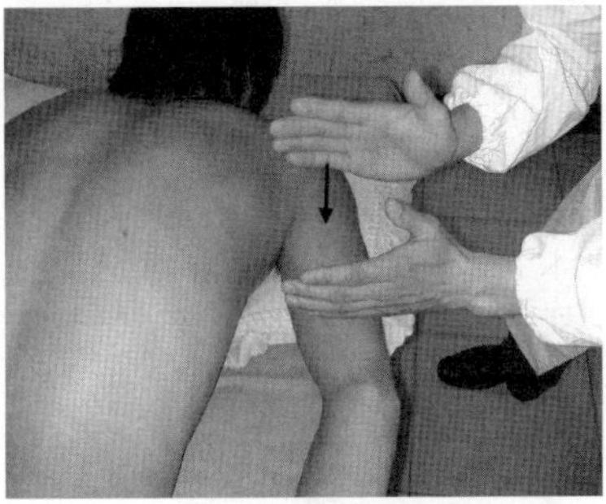

圖 4-25-3

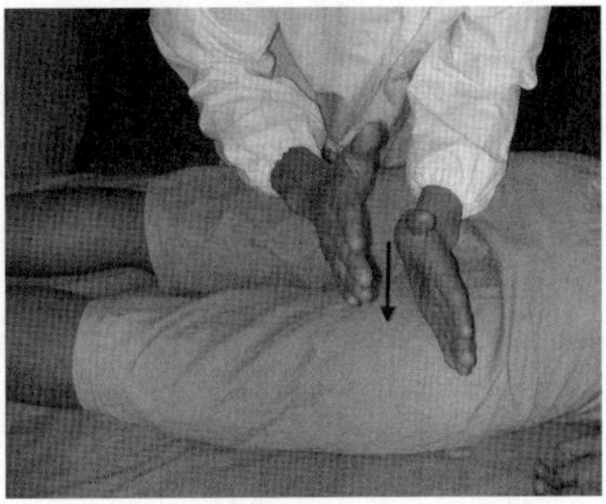

圖 4-25-2

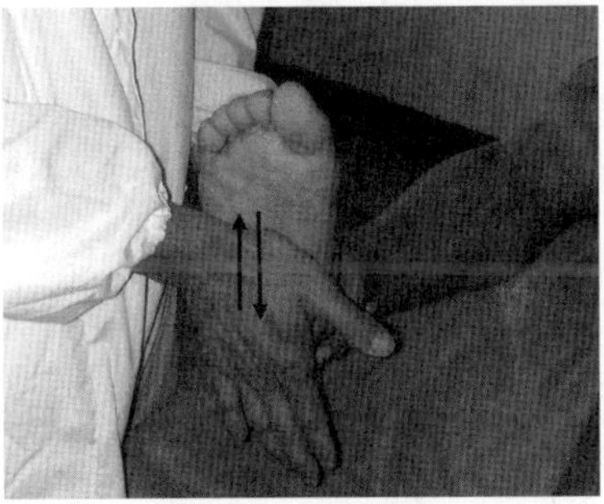

圖 4-27

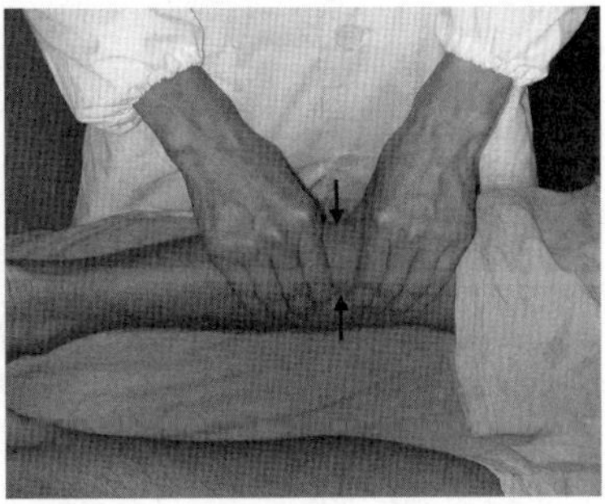

圖 4-26

三、肥胖合併冠心病

冠心病是冠狀動脈粥樣硬化性心臟病的簡稱。是指提供心臟血液供應的冠狀動脈發生粥樣硬化的病理改變，使其管腔狹窄、心肌缺血、缺氧而引起的心臟病。

有資料證明，冠心病與肥胖有一定關係。肥胖者冠心病的發病率比體瘦者高五倍。

肥胖引起冠心病的機理是：肥胖可引起血壓升高，血脂增高。血壓持續性增高可引起全身的動脈硬化，並可促使冠狀動脈內膜的類脂質沉積，心室壁增厚，心肌順應性減低。過多脂肪堆積，增加循環血容量，引起心臟負荷增加。血中膽固醇與甘油三酯增高，無疑能促進動脈粥樣硬化斑塊的形成。伴存的血糖及血脂增高使血液黏稠度增加，紅細胞攜氧能力減弱，心肌細胞供氧不足。

冠心病的患者其臨床表現為心絞痛、心律不整、心臟擴大、心肌梗塞、心衰等症狀。冠心病屬中醫「胸痺」、「真心痛」的範疇，多由於寒邪內侵，飲食不節，情志內傷，心腎虧虛所致。

【按摩治療】

(一)揉膻中穴

受術者仰臥位，術者用掌根按揉膻中穴三～五分鐘。（圖4—28）

(二)分推膻中

受術者仰臥位，術者用雙拇指指腹從膻中穴向兩乳頭方向分推十～二十次。（圖4—29）

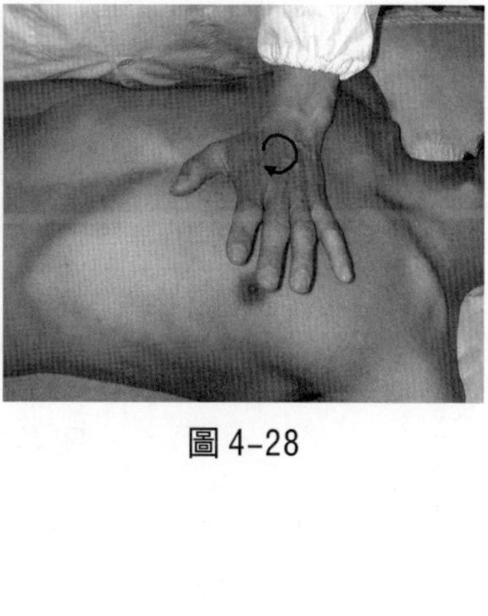

圖 4-28

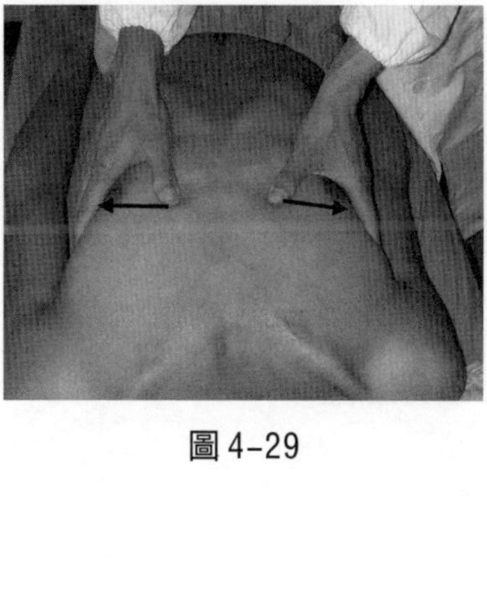

圖 4-29

(三)搓摩兩脇肋部

受術者仰臥位，術者用雙手掌從胸部正中作向兩邊搓摩兩脇肋，上下往返操作十～二十次。(圖4—30)

(四)點按極泉、內關、神門穴

受術者仰臥位，術者用拇指指腹點按極泉、內關、神門穴；極泉穴點二～三次，內關、神門穴點按一～二分鐘。(圖4—31)

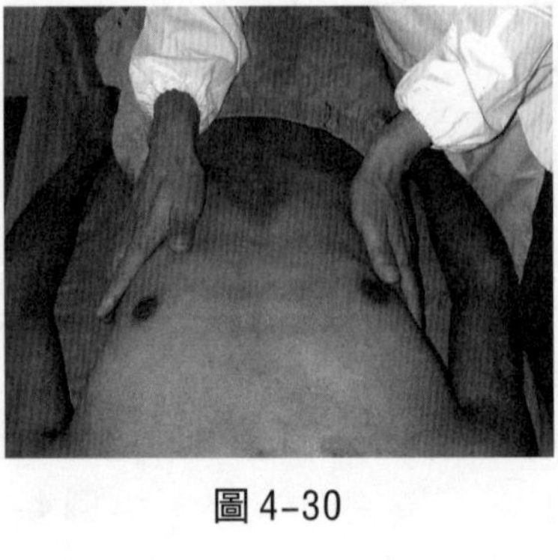

圖4-30

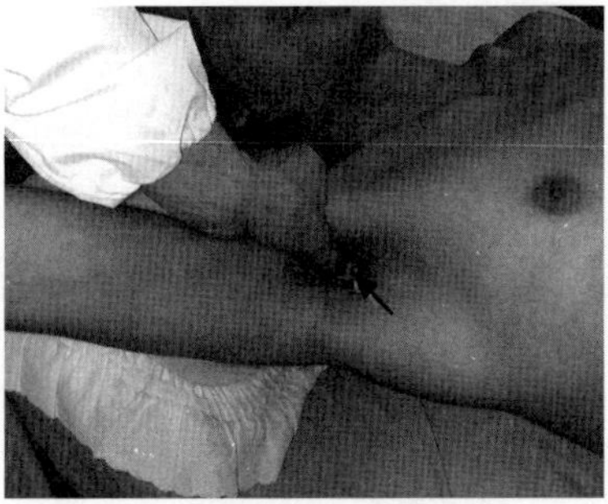
圖 4-31-1

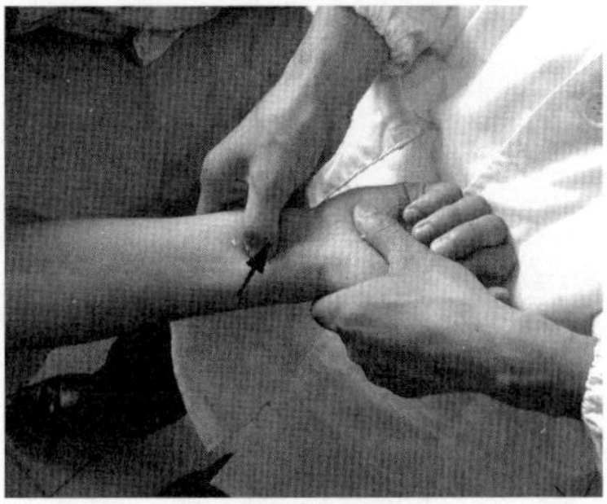
圖 4-31-2

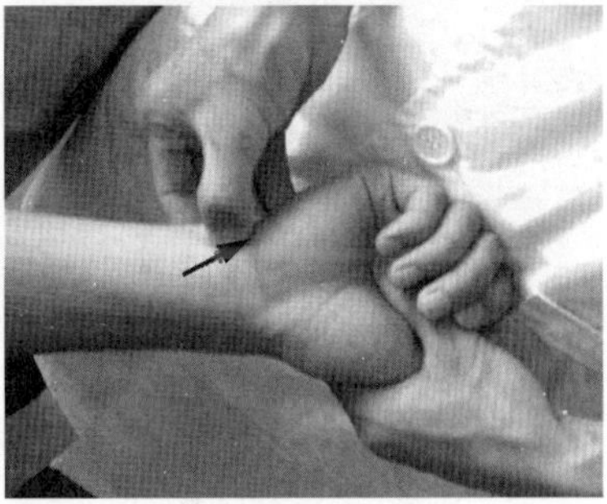
圖 4-31-3

（五）摩腹部

受術者仰臥位，術者用掌根分別在胃脘部、肚臍部、小腹部作順時方向摩揉三～五分鐘。（圖4－32）

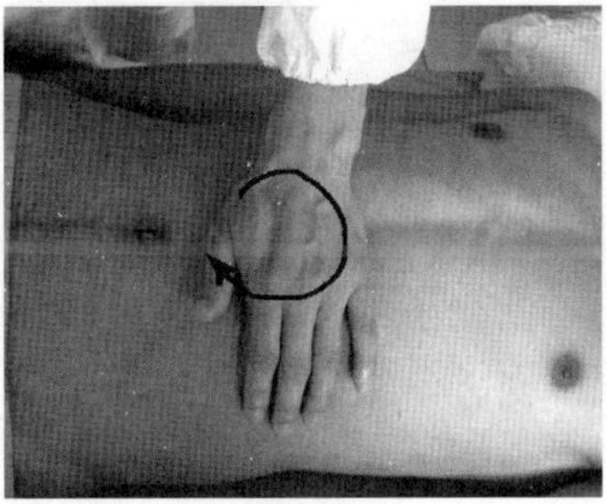
圖 4-32

(六)按揉中脘、天樞、神闕、關元穴

受術者仰臥位，術者用拇指指腹按揉中脘、天樞、神闕、關元穴，每穴一分鐘。（圖4—33）

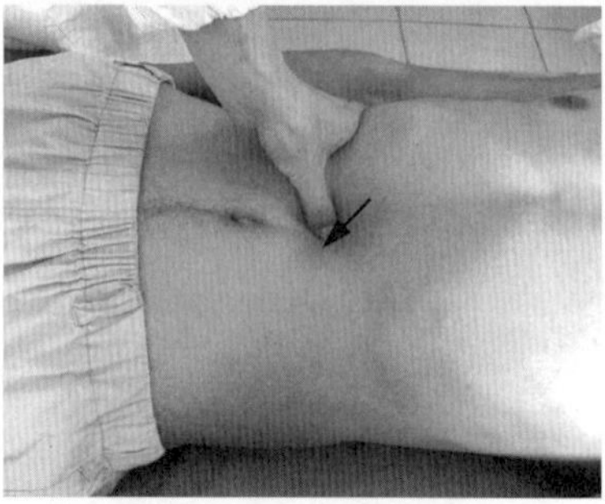

圖 4-33-1

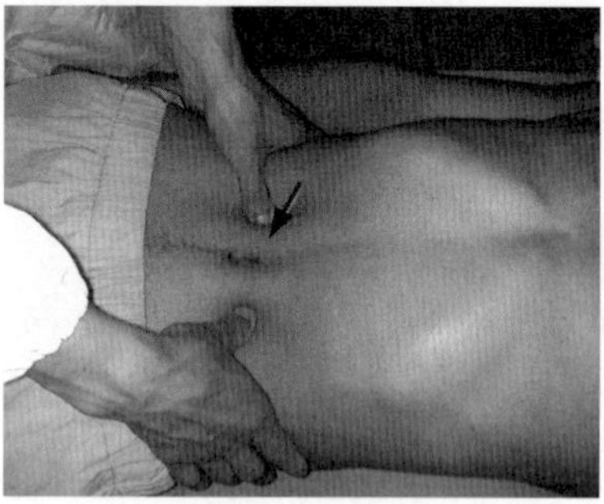

圖 4-33-2

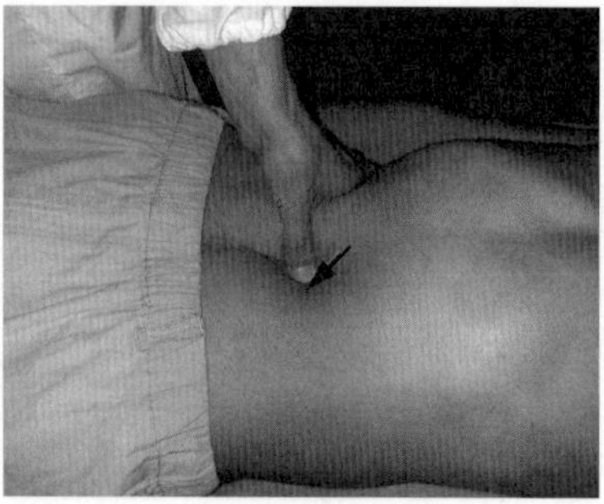

圖 4-33-3

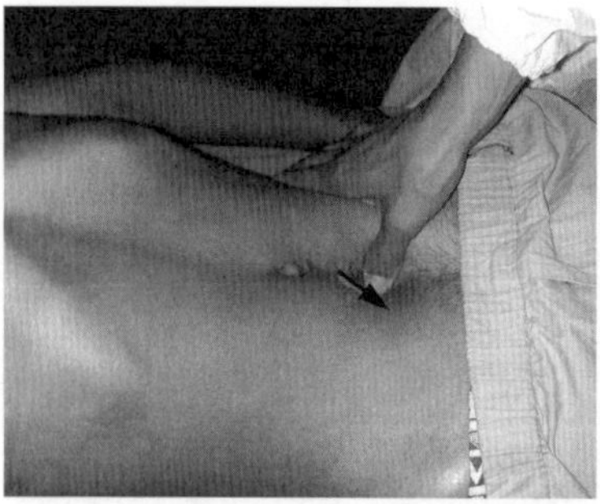

圖 4-33-4

（七）推腰背部

受術者俯臥位，術者用掌根從大椎向下直推五～十次，再沿膀胱經從上向下直推五～十次。（圖4－34）

（八）按揉背腰部

受術者俯臥位，術者用掌根，或雙掌重疊按揉背腰部二～三分鐘。（圖4－35）

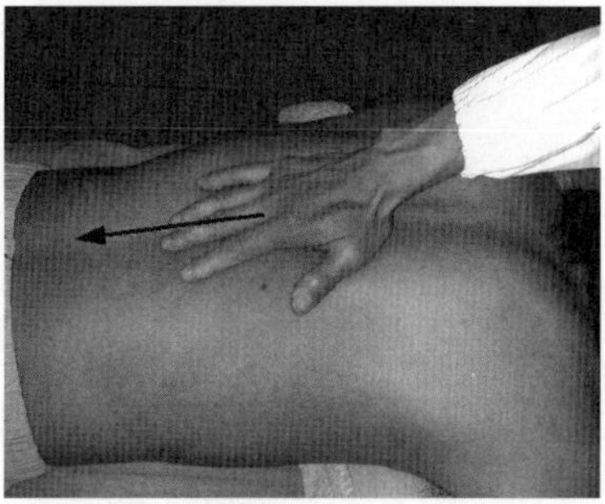

圖 4-34-1

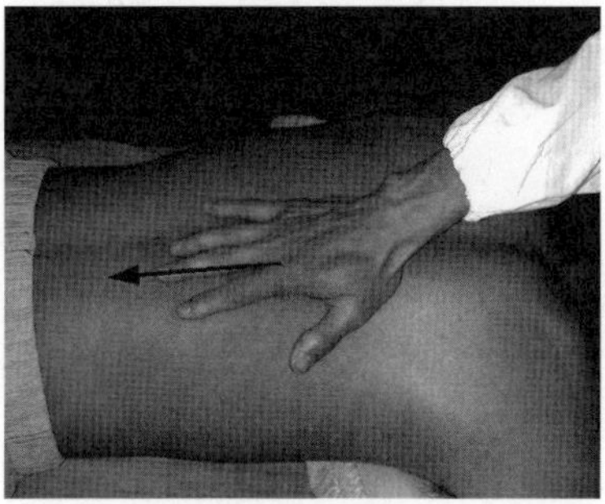

圖 4-34-2

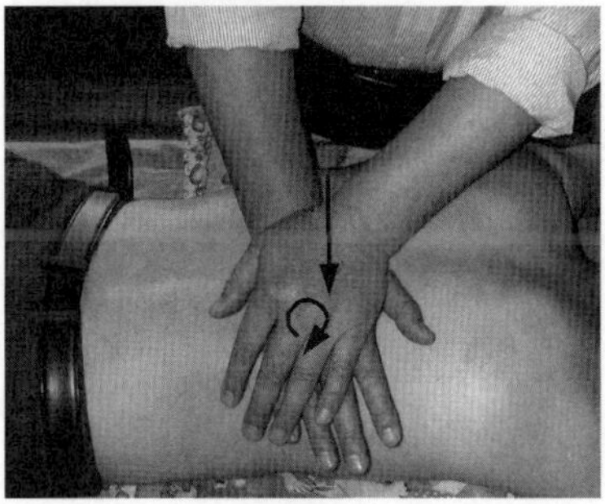

圖 4-35

（九）點按心俞、膈俞、脾俞穴

受術者俯臥位，術者用食、中指指腹按揉心俞、膈俞、脾俞各一分鐘。（圖4—36）

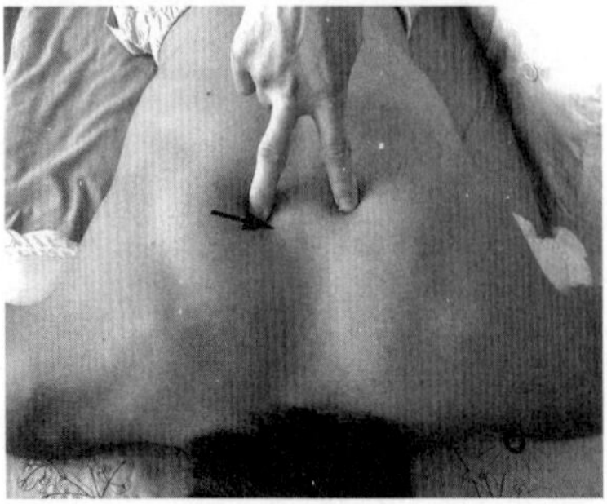

圖 4-36-1

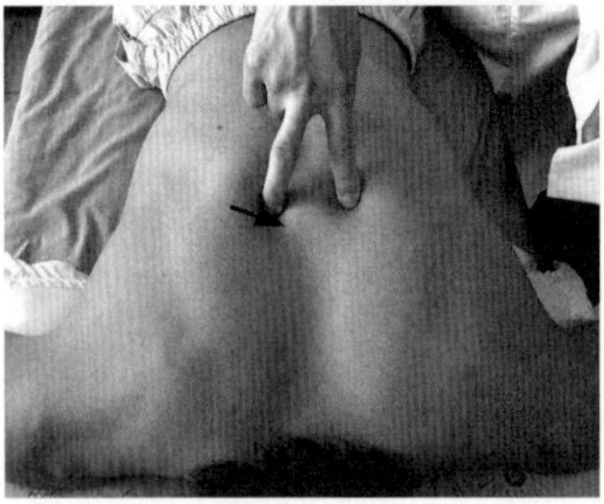

圖 4-36-2

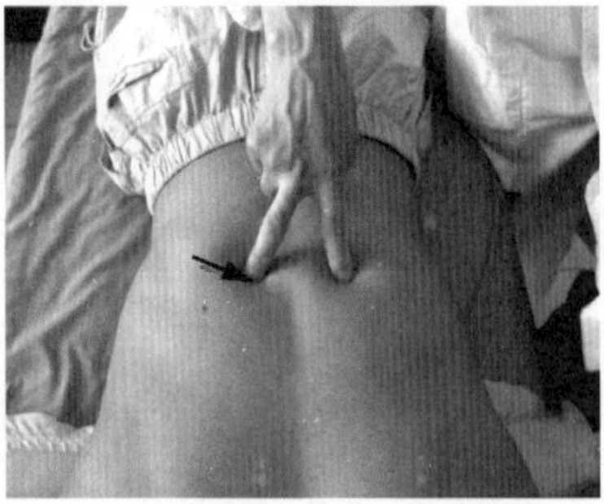

圖 4-36-3

(十)點按腎俞、命門穴

受術者俯臥位，術者用拇指指腹點按腎俞、命門穴，每穴一分鐘。(圖4—37)

註：冠心病在治療前，應先進行心電圖檢查，證實無急性心肌梗塞或急性冠狀動脈供血不全時，再行按摩治療，在按摩及藥物治療中，患者應注意精神調攝，避免情緒激動，應心胸開朗、樂觀。在緩解期適當參加散步，打太極拳一類的活動鍛鍊，切不可作劇烈運動。

四、肥胖合併膽石症

膽石症是指膽囊與膽管的任何部位發生結石的一種疾病。臨床調查表明：膽結石病人多數都較肥胖，

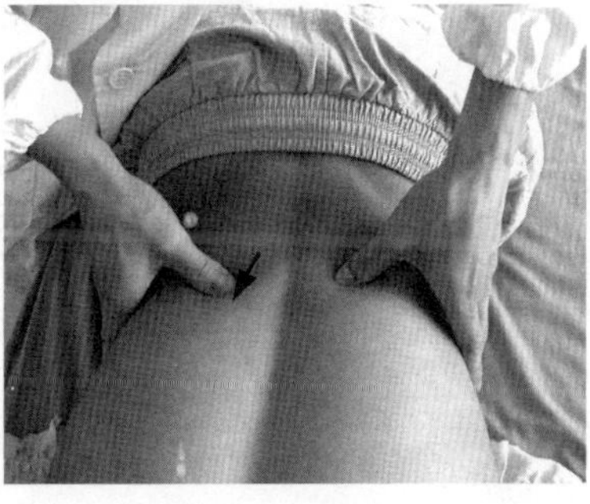

圖4-37-1

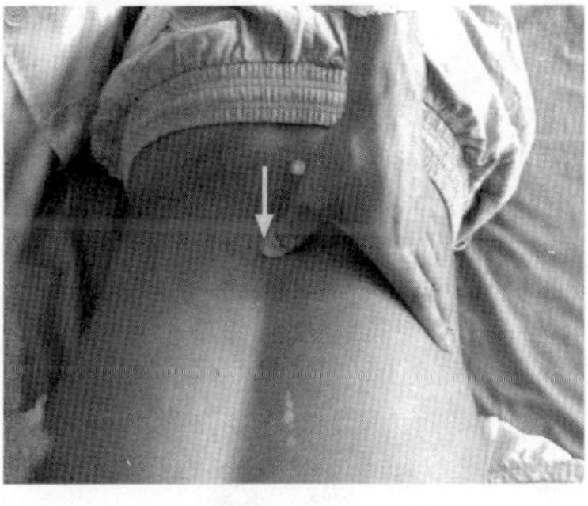

圖4-37-2

據統計，在肥胖人中，膽結石症的發病率隨肥胖程度和年齡的增加而增多，同肥胖有關的結石主要是膽固醇結石。肥胖人患膽固醇結石症者要比非肥胖者多三倍。

為什麼肥胖病人易患膽結石症呢？這是因為肥胖病人營養過剩，血脂高，因脂肪消化的需要，膽汁分泌量相應要增多。膽囊在脂肪餐後的負荷加大，同時由於膽固醇明顯增高，所以膽囊內膽固醇結石的機會也大大增加。肥胖人一般活動較少，也增加了結石形成的機會。

膽結石主要表現為：中上腹及右上腹悶脹、胃脘部灼熱、疼痛、噯氣、反酸，尤其在吃了油膩食物之後，症狀明顯加劇。若結石造成膽道阻塞，可發生感染，可以出現發熱、噁心、嘔吐、上腹部疼痛、右肋下膽囊部位有壓痛。

【按摩治療】

(一)梳理胸脇部

受術者仰臥位，術者用雙手十指梳理兩側胸脇部，自上而下，反覆施術二～三分鐘。（圖4—38）

（二）揉膻中

受術者仰臥位，術者用拇指指腹按揉膻中穴一～二分鐘。（圖4－39）

（三）分推胸脇部

受術者仰臥位，術者用雙手分推胸脇部從上向下，反覆操作十～二十次。（圖4－40）

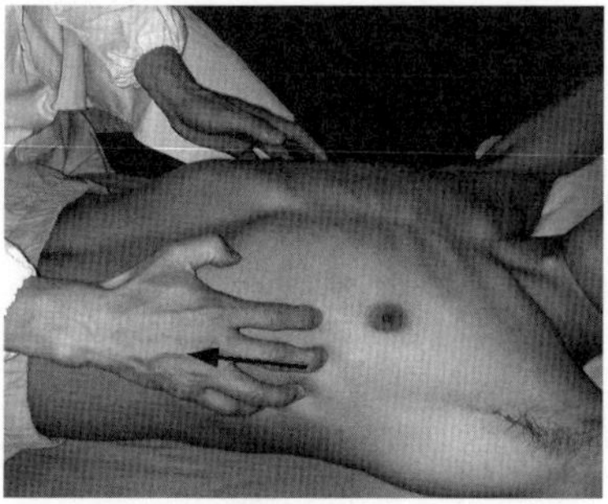

圖 4-38

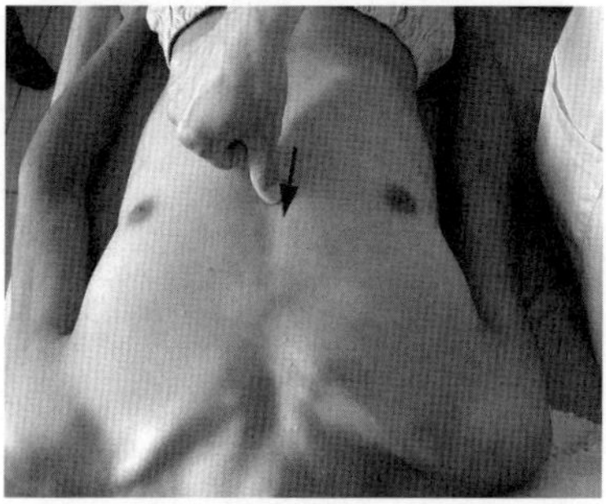

圖 4-39

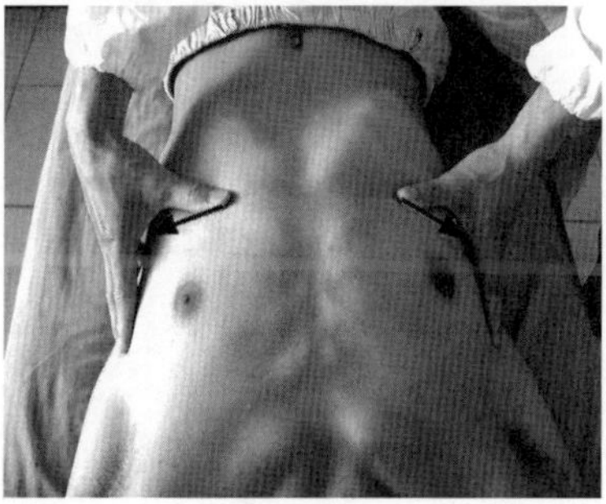

圖 4-40

（四）按揉期門、章門、日月穴

受術者仰臥位，術者用雙手拇指指腹按揉期門、章門、日月穴各一分鐘。（圖4—41）

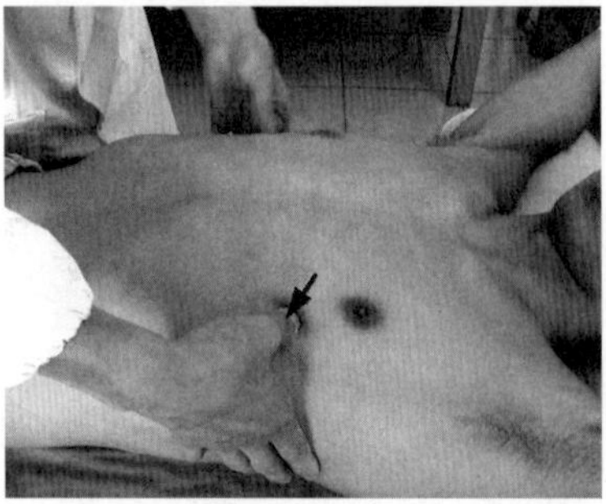

圖 4-41-1

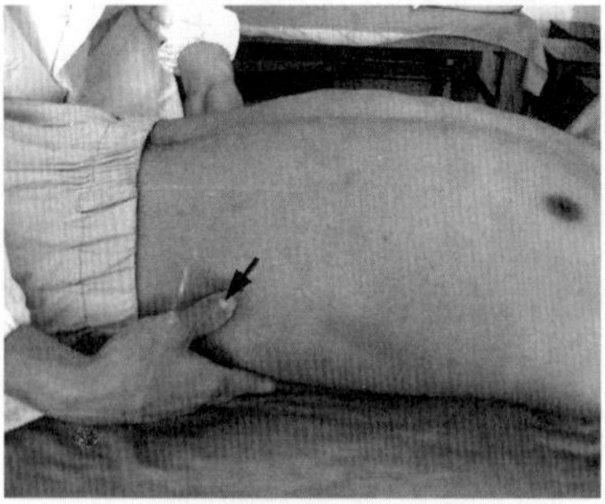

圖 4-41-2

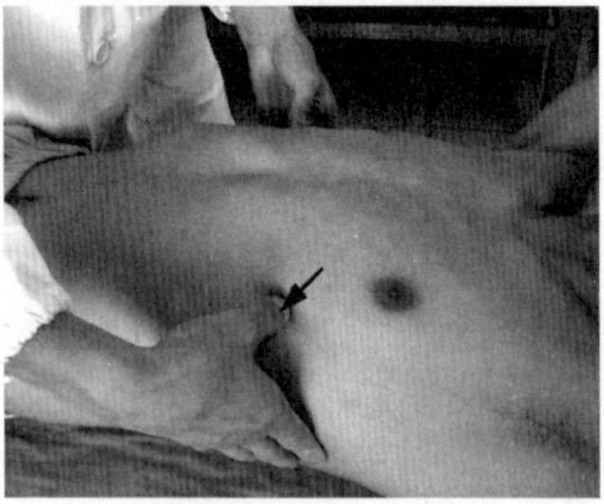

圖 4-41-3

(五)摩腹部

受術者仰臥位，術者用掌作順時針方向摩腹三～五分鐘。(圖4—42)

(六)按揉中脘、豐隆穴

受術者仰臥位，術者用拇指指腹按揉中脘、豐隆穴，每穴一分鐘。(圖4—43)

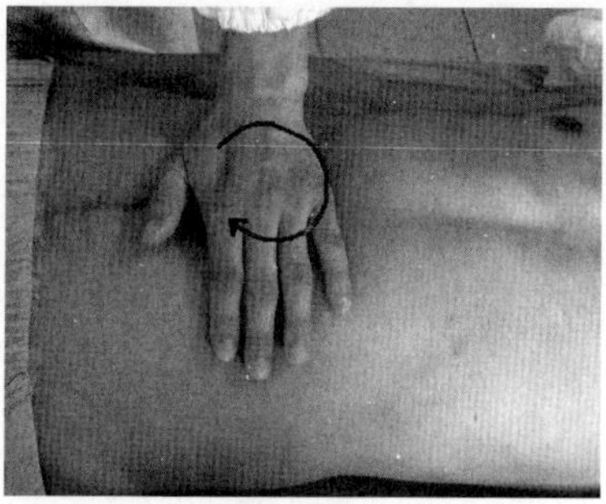
圖 4-42

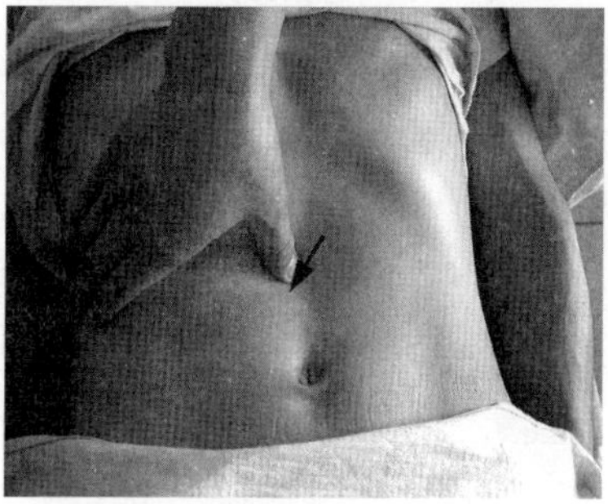
圖 4-43-1

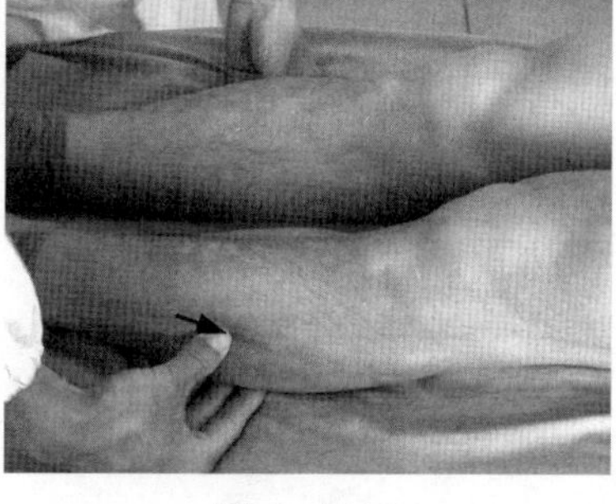
圖 4-43-2

（七）按揉膽囊穴、陽陵泉、太衝穴

受術者仰臥位，術者用拇指用力按揉膽囊穴、陽陵泉、太衝穴，一～二分鐘。（圖4—44）

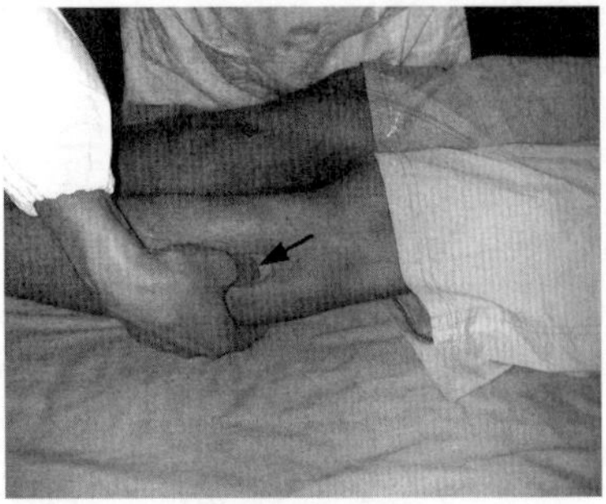

圖4-44-1

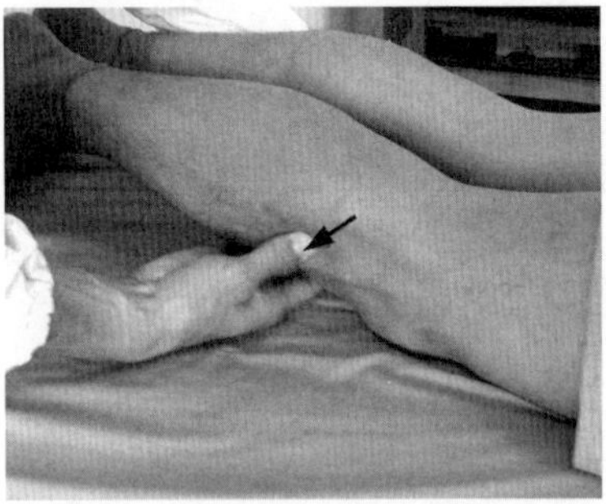

圖4-44-2

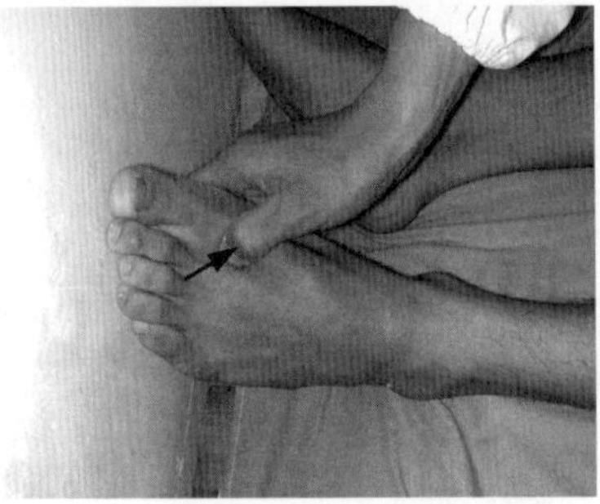

圖4-44-3

（八）點按肝俞、膽俞穴

受術者俯臥位，術者用雙拇指指腹點按肝俞、膽俞穴，每穴一分鐘。（圖4—45）

（九）按揉脾俞、胃俞穴

受術者俯臥位，術者用食、中指指腹按揉脾俞、胃俞，每穴一分鐘。（圖4—46）

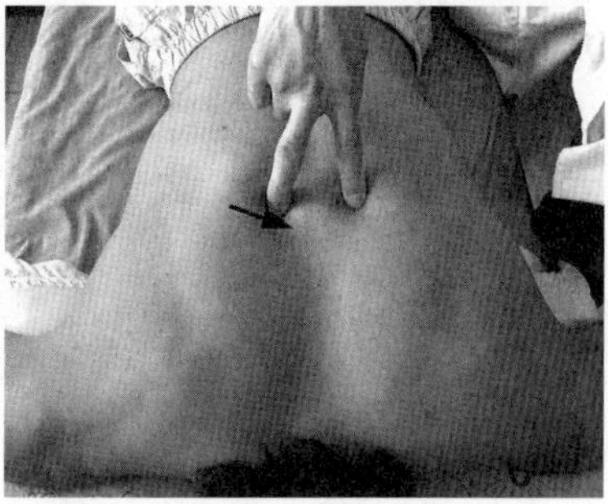

圖 4-45-1

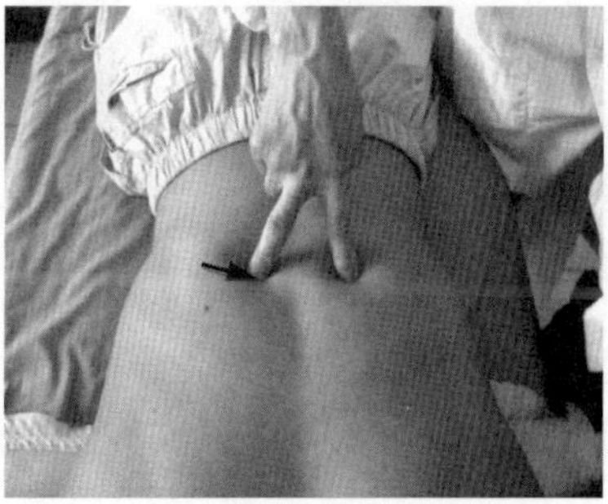

圖 4-45-2

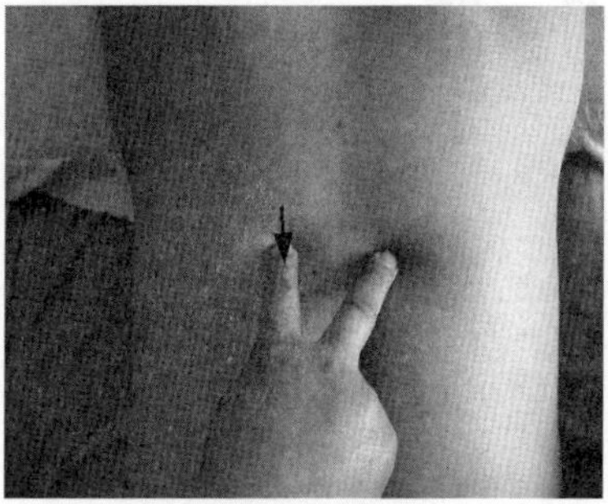

圖 4-46-1

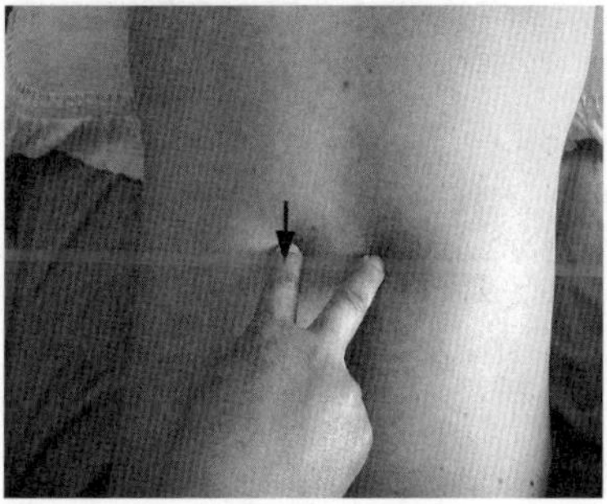

圖 4-46-2

(十)滾腰背、下肢部

受術者俯臥位，術者用滾法從背腰部至雙下肢用滾法操作三～五分鐘。(圖4—47)

五、肥胖合併性功能減退

性功能減退是指男女雙方對性生活的要求逐漸降低，甚至出現厭惡，或雖有性慾，也能進行性交。但很少出現性高潮和性快感，以陽痿或性慾減退為常見特徵。輕度肥胖一般不會影響性功能，中、重度肥胖可能出現不同程度的性功能異常。

研究表明，脂肪組織具有將低活性雄激素轉變成雌激素的作用，故在男性重度肥胖患者中雄激素減少，雌激素增多。

資料顯示，雄激素可較正常男性減少三分之一。雌

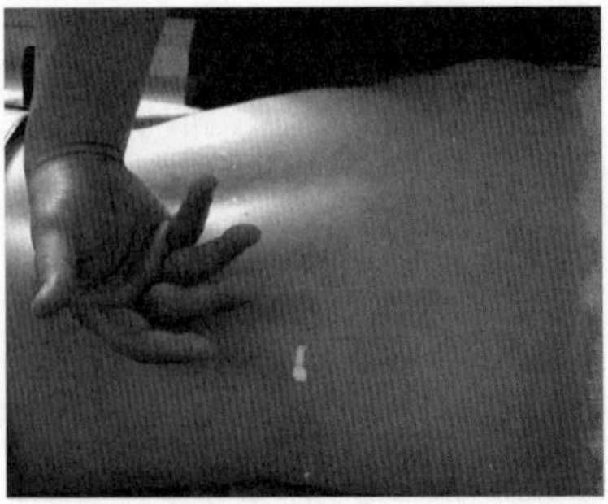

圖 4-47-1

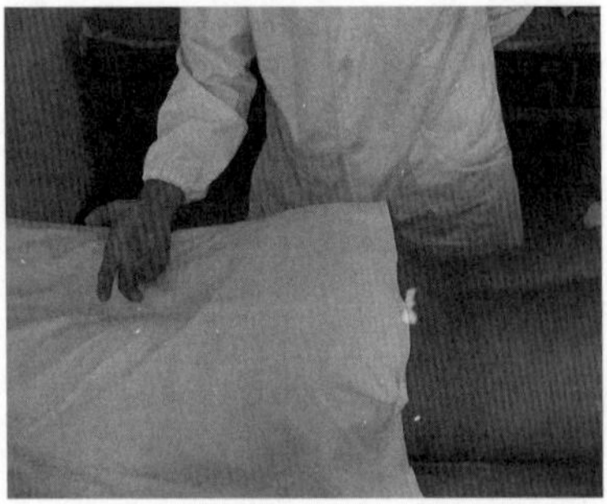

圖 4-47-2

激素較正常男性增加一～二倍。雌、雄激素比例失調，可使肥胖男性表現出輕度性功能低下，以陽痿或性慾減退為多，但性器官，生精細胞功能均在正常範圍，過度肥胖的女性雄激素相對增加，可比正常女性增加二倍，雌酮增加，與雌二醇比例失調，兩者之間的比例是正常人的二倍，雌激素水平持續偏高，抑制垂體分泌卵泡素和黃體生成素，可引起月經紊亂和不孕。

總之，肥胖可能引起性功能減退，對此只有採取恰當的減肥方法，恢復正常形體，使性功能恢復正常。

【按摩治療】

（一）摩　腹

受術者仰位，術者用掌順時針摩腹五～十分鐘。

（圖4—48）

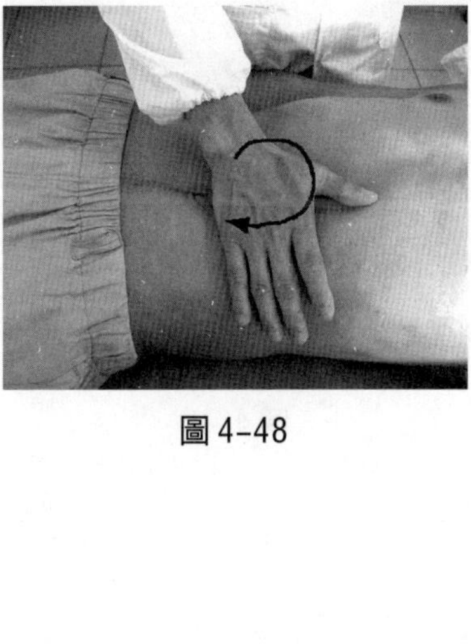

圖 4-48

(二)按揉神闕穴

受術者仰臥位，術者先用雙手掌相對摩擦待產熱後迅即用掌根在肚臍神闕穴上按揉，反覆操作一～二分鐘。(圖4—49)

(三)揉摩小腹部

受術者仰臥位，術者用手掌作順時針方向和逆時針方向揉摩小腹部二～三分鐘。(圖4—50)

(四)按揉氣海、關元、中極穴

受術者仰臥位，術者用拇指指腹按揉氣海、關元、中極穴，每穴一分鐘。(圖4—51)

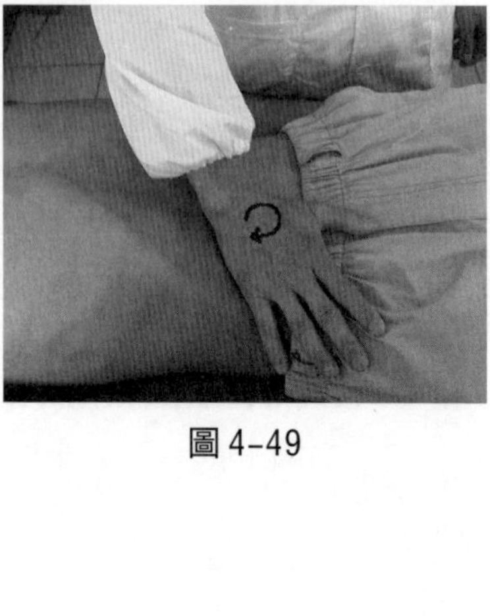

圖 4-49

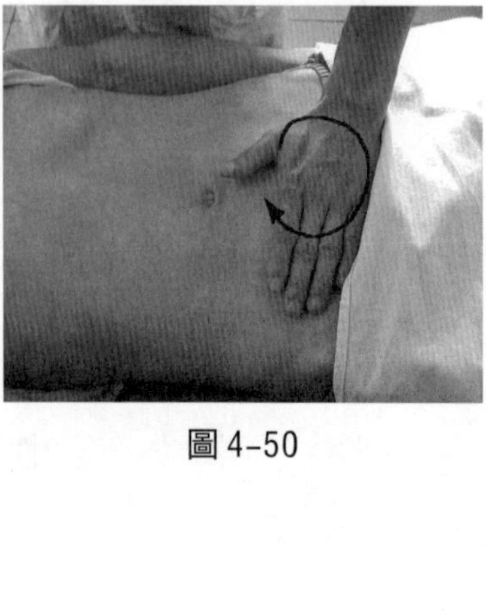

圖 4-50

（五）推腹部

受術者仰臥位，術者用雙手重疊自劍突下直推至關元穴，反覆操作十～二十次，然後用左右手掌從兩肋緣下直推小腹部十～二十次。（圖4－52）

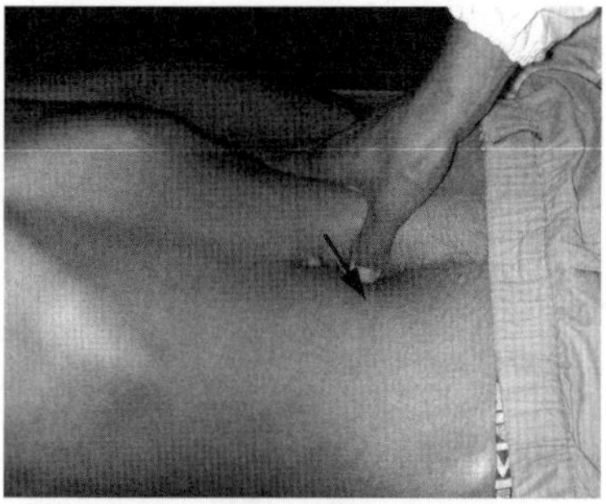

圖 4-51-1

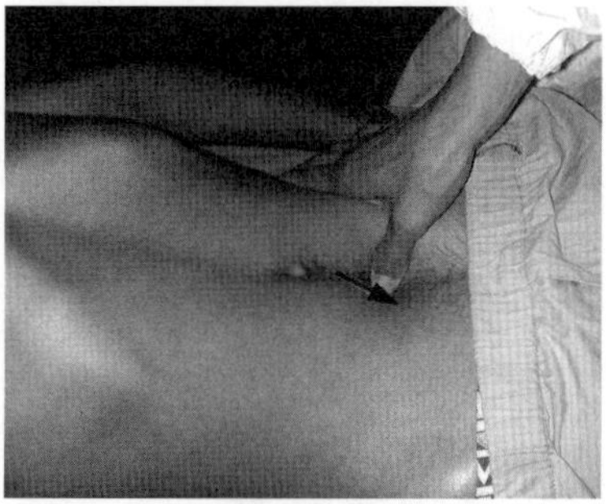

圖 4-51-2

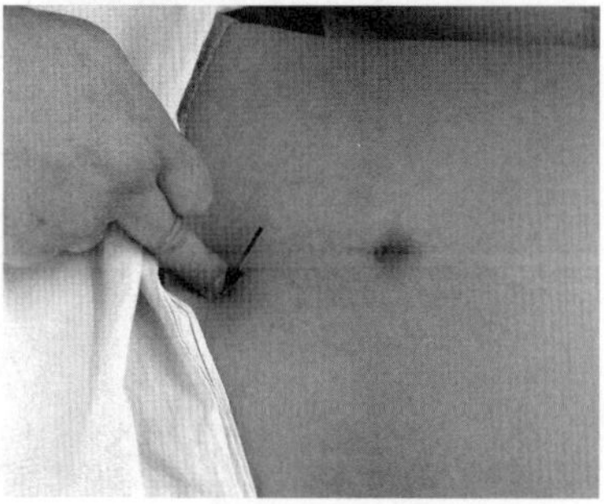

圖 4-51-3

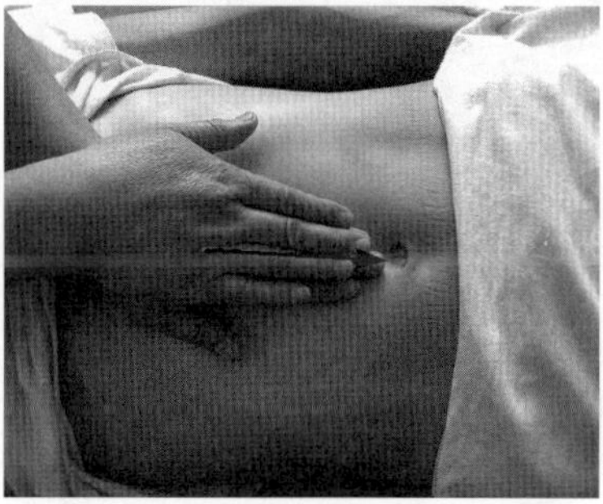

圖 4-52

(六)搓腹部

受術者仰臥位，術者用雙手掌自劍突下向兩側搓摩腹部，依次搓至小腹部，反覆操作十~二十次。(圖4—53)

(七)抖腹部

受術者仰臥位，先將雙下肢屈膝屈髖，術者用雙手拇、食、中指拿捏起腹肌抖動，依次操作五~十次。(圖4—54)

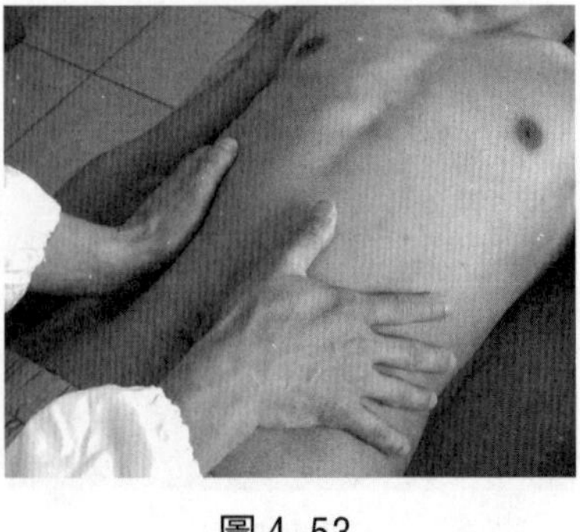

圖 4-53

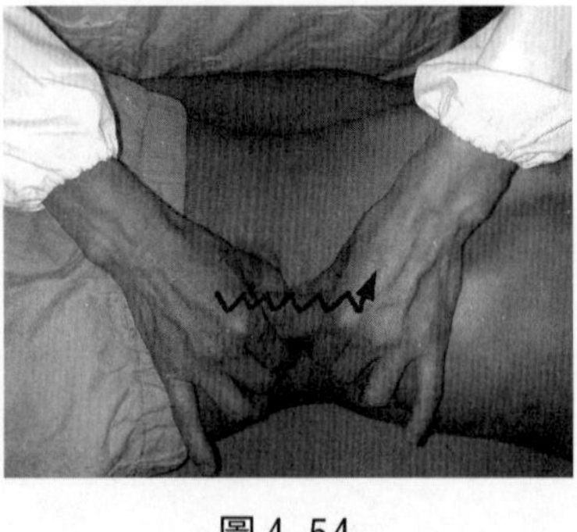

圖 4-54

（八）按揉中脘、天樞穴

受術者仰臥位，術者用拇指按揉中脘、天樞穴，每穴一分鐘。（圖4—55）

（九）按揉大腿內側

受術者仰臥位，術者用拇、食、中指相對用力捏沿兩大腿內側揉捏肌肉至腹股溝處，反覆操作一～二分鐘。（圖4—56）

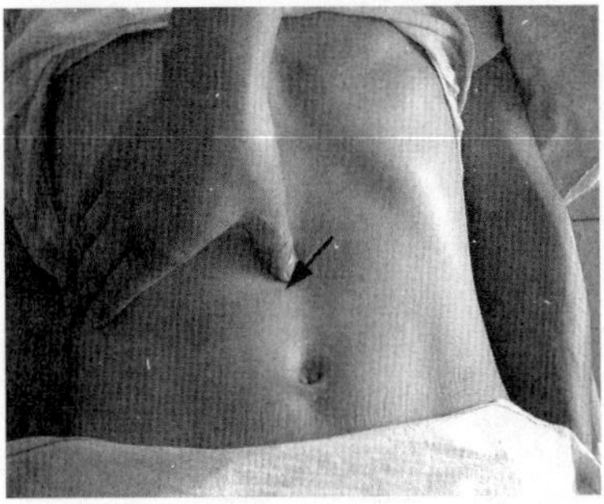

圖 4-55-1

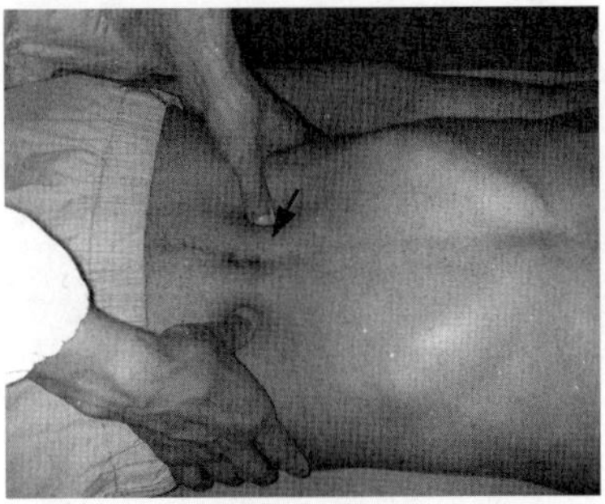

圖 4-55-2

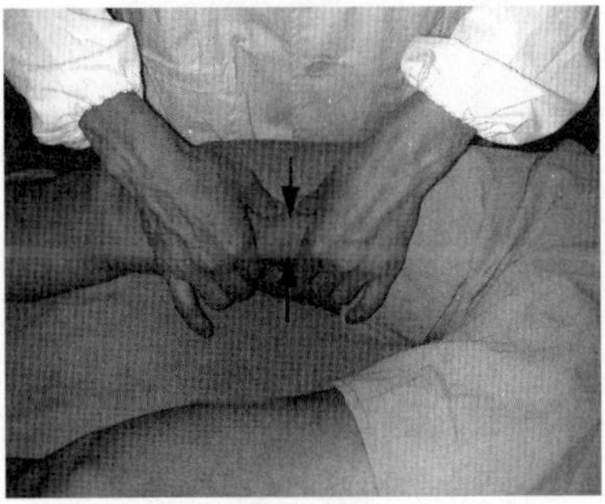

圖 4-56

（十）托兜陰囊

受術者仰臥位，術者用指掌托兜陰囊一～二分鐘。（圖4－57）

（十一）按揉脾俞、胃俞

受術者俯臥位，術者用食、中指按揉脾俞、胃俞穴，每穴一分鐘。（圖4－58）

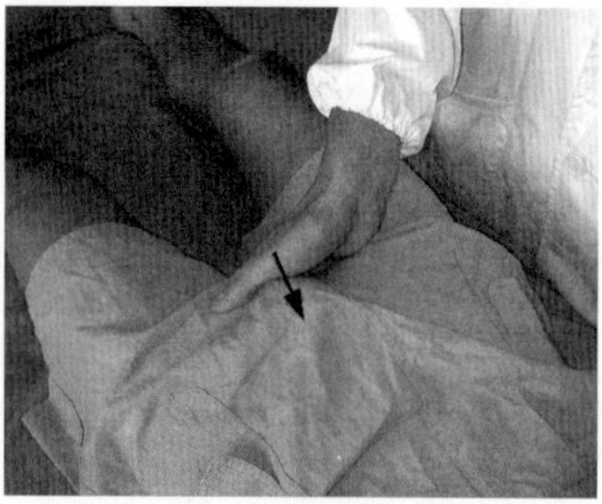

圖4-57

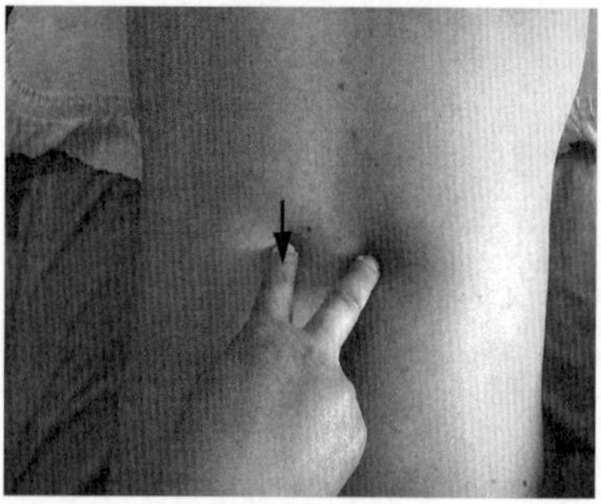

圖4-58-1

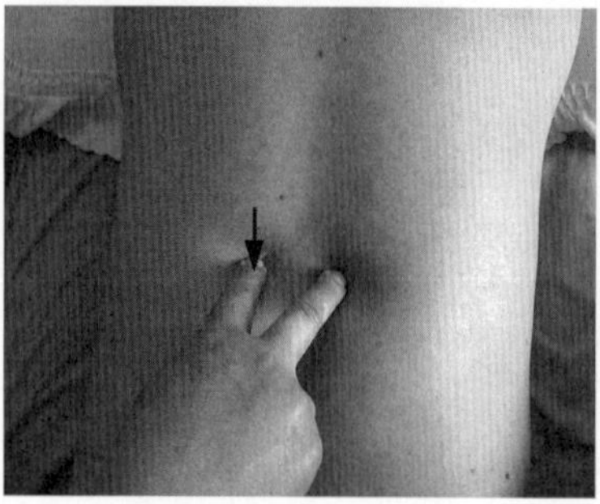

圖4-58-2

（十二）按揉腎兪、命門

受術者俯臥位，術者用食、中、無名指指腹按揉腎俞、命門穴一分鐘。（圖4－59）

（十三）擦腎兪、命門、八髎穴

受術者俯臥位，術者在腎俞、命門、八髎處先塗潤滑劑，再用側掌橫擦腎俞、命門八髎處，以局部透熱為度。（圖4－60）

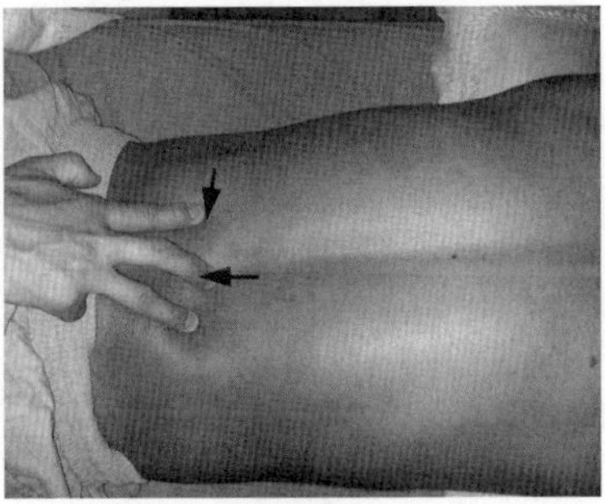

圖 4-59

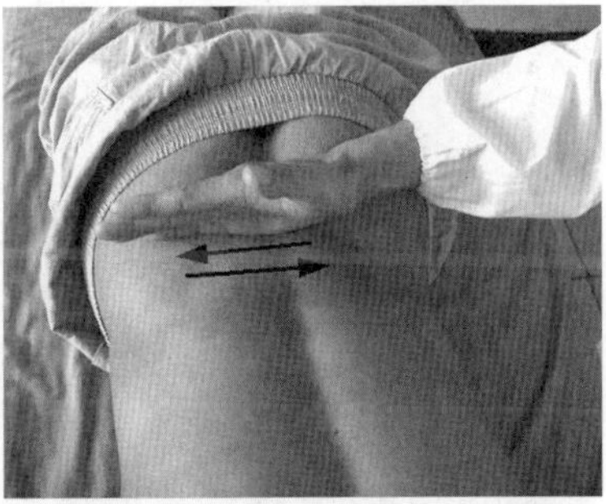

圖 4-60

（十四）按揉絕骨、三陰交穴

受術者俯臥位，術者用拇指及食指按揉絕骨及三陰交穴各一分鐘。（圖4－61）

（十五）掌擦湧泉穴

受術者俯臥位，術者在掌上先塗潤滑劑，然後用掌根擦湧泉穴，以透熱為度。（圖4－62）

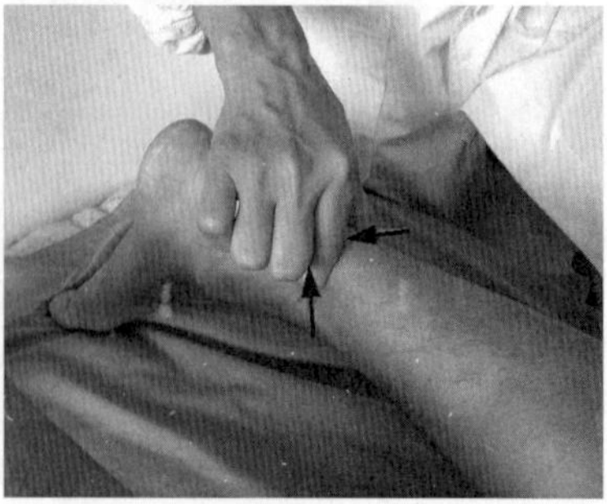

圖 4-61

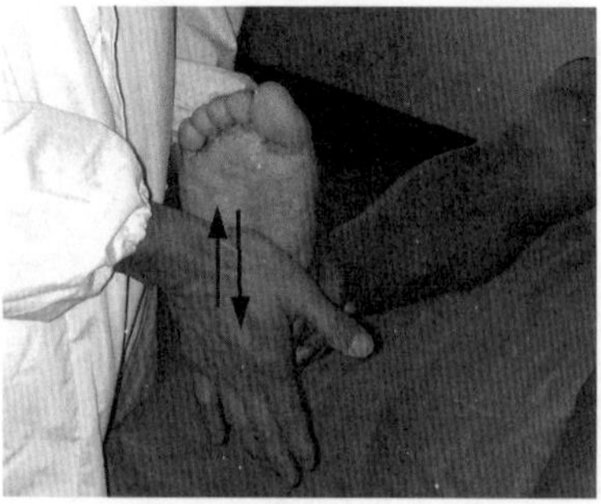

圖 4-62

肥胖症的自我保健按摩

一、自我按摩消除「將軍肚」

肥胖之人，有許多顯現在腹部脂肪堆集過多，大腹便便，號稱「將軍肚」或「啤酒肚」。走路稍多即喘氣、心慌頭昏、不願坐沙發、常感腰酸，關節疼痛，要消除「將軍肚」最好的方法是進行自我按摩。

方法是飯後半小時，在散步中，用雙手掌交替在胃脘部、肚臍部及小腹部依次作順時針方向按摩，速度不宜過快，每分鐘六十～八十周，每天按摩一～二次，每次半小時。

或者在起床前，睡覺時，在床上，仰臥位，用左右手掌或雙掌重疊，在腹部，以臍為中心作順時針方向摩腹每次半小時。

以上兩種方法可堅持二～三個月，「將軍肚」可逐漸消除。若繼續按摩，可防止反彈，有益無害，無副作用。

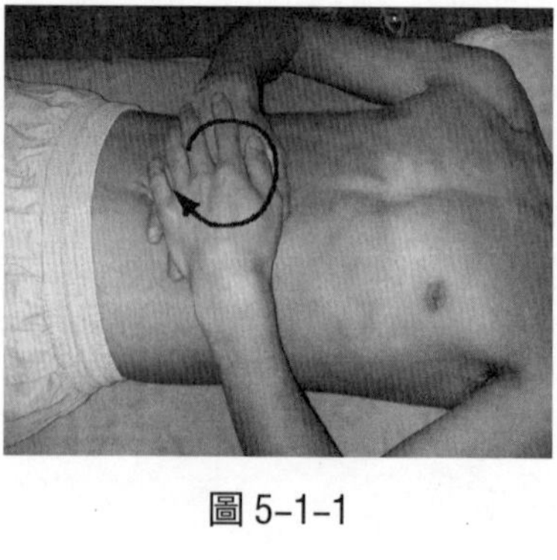

圖 5-1-1

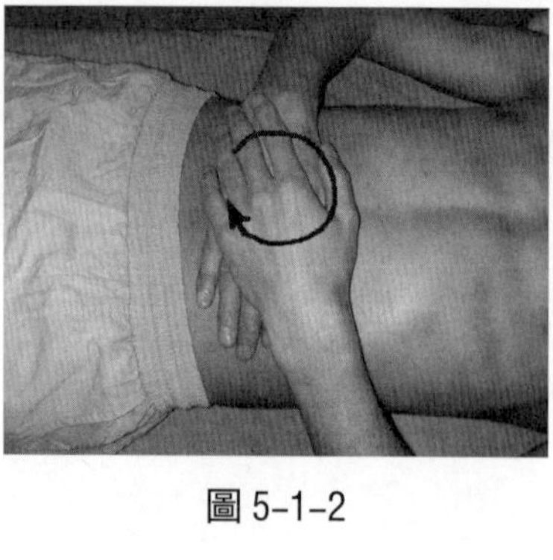

圖 5-1-2

中醫認為，大腹屬脾，脾為後天之本，腐熟運化水穀，為氣血生化之源。摩腹可健脾胃，助運化，消積導滯，袪脂減肥。（圖5—1）

二、自我點穴減肥法

有一種腹部點按穴位減肥的方法，過去曾在報刊上介紹過。按摩方法很簡單，就是患者自己用手指或手掌放在肚臍下三寸的關元穴上進行按揉，按揉的力量不可過重，速度以每分鐘一百～一百二十次為宜，每次按摩十～十五分鐘。每天按摩一～二次。可在睡覺前和起床前進行按摩。按摩期間可適當控制飲食量，一般二～三個月可收到顯著效果。

關元穴屬任脈經腧穴，是小腸的募穴。據現代研究，按摩或針刺關元穴可使纖維素在腸道內停留時間縮短，能抑制體內的糖轉化為脂肪，可促進脂肪的消耗和利用，直接起到減肥的目的。（圖5—2）

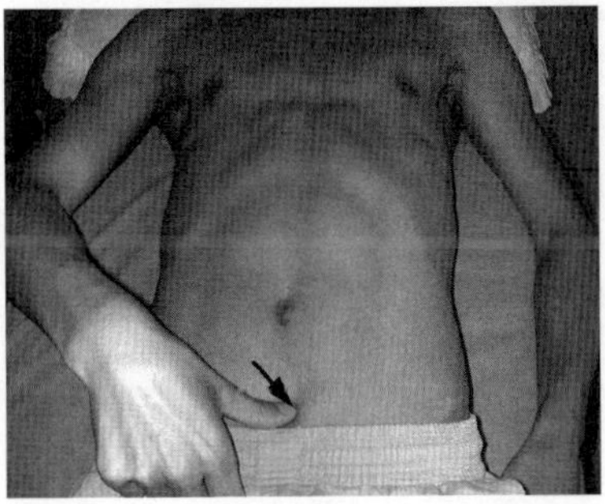

圖5-2

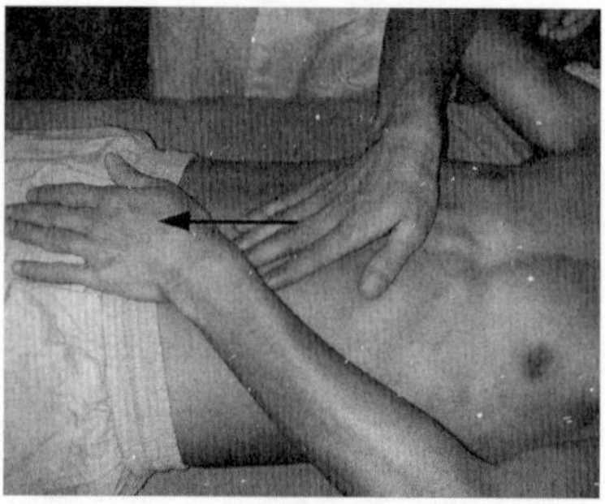

圖 5-3-1

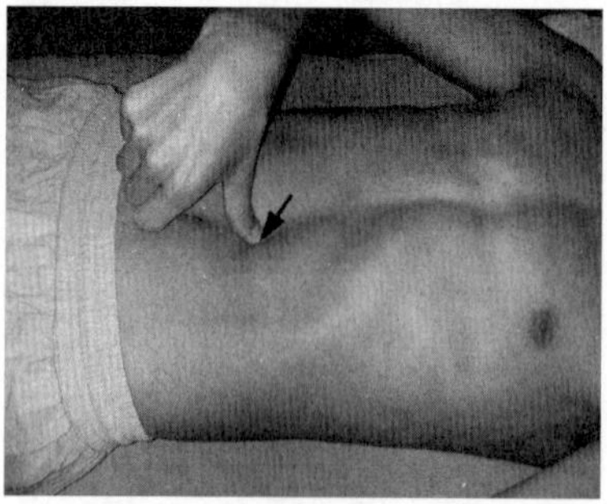

圖 5-3-2

三、自我按壓中脘、天樞、關元穴減肥法

患者仰臥於床上，解開衣扣和褲帶，先用左右手掌根從自己上腹推至小腹部，雙手交替進行五～十次，然後用拇指腹按揉中脘（臍上四寸），左天樞（肚臍旁二寸），關元（臍下三寸），每穴按二～三分鐘，二～三個月，則有明顯的減肥效果。（圖5—3）

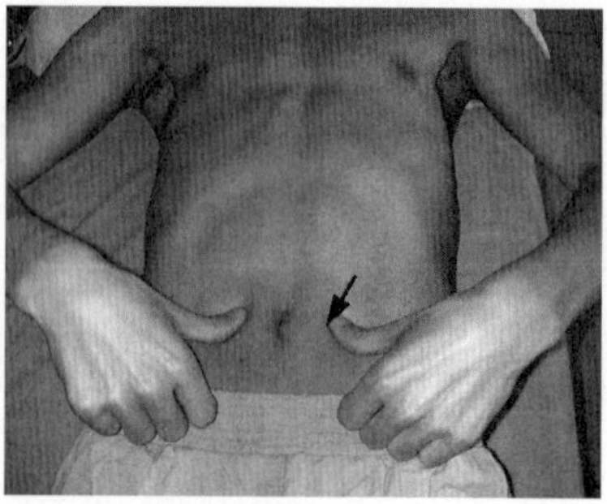

圖 5-3-3

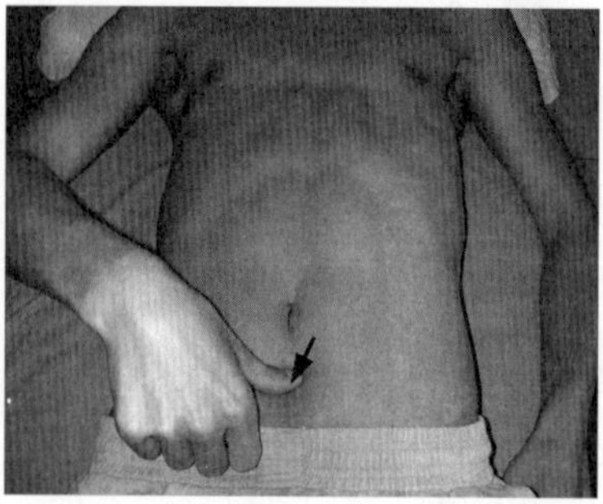

圖 5-3-4

四、臀部減肥自我按摩法

患者坐於四方凳上，按摩一側臀部稍離板凳，先用同側手掌按揉髂嵴三點（髂嵴下一寸左右各一寸）二～三分鐘，再用掌按揉臀大肌二～三分鐘，然後在股骨大轉子處用掌根按揉二～三分鐘。每天一～二次，一個月為一療程。堅持二～三個療程。（圖略）

五、按揉豐隆穴減肥法

患者每天在睡前或早晨起床時，先坐在床上，用同側拇指指腹按揉豐隆穴（外踝高點上八寸），按揉壓力稍重，雙側同時按揉或交替進行均可，時間為每側五～十分鐘，每天按摩一～二次，一個月一療程，堅持三～四個療程可明顯達到減肥效果。

豐隆穴是足陽明胃經的絡穴。該穴位主要功效是治療痰濕過盛，咳嗽多痰。肥胖之人一般體內痰濕壅盛，即中醫所說「胖人多痰食」。豐隆穴屬胃而絡脾經，按摩豐隆穴可起到調理脾胃，使脾胃的運化轉輸功能增強，體內痰食消除，肥胖可減。（圖5—4）

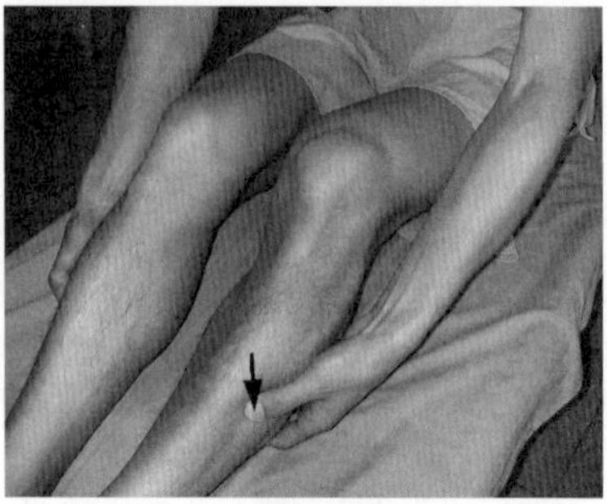

圖 5-4

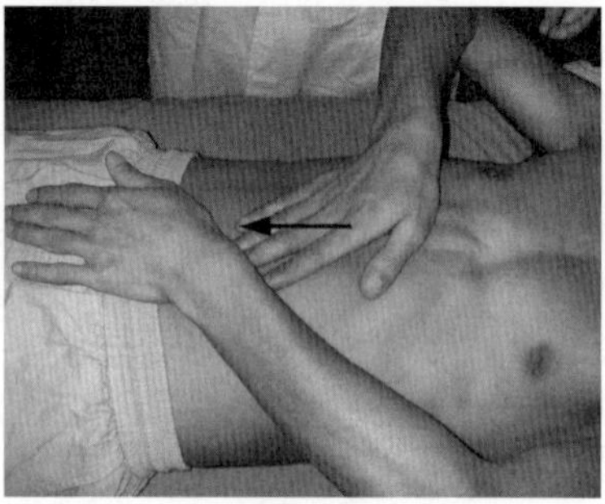

圖 5-5-1

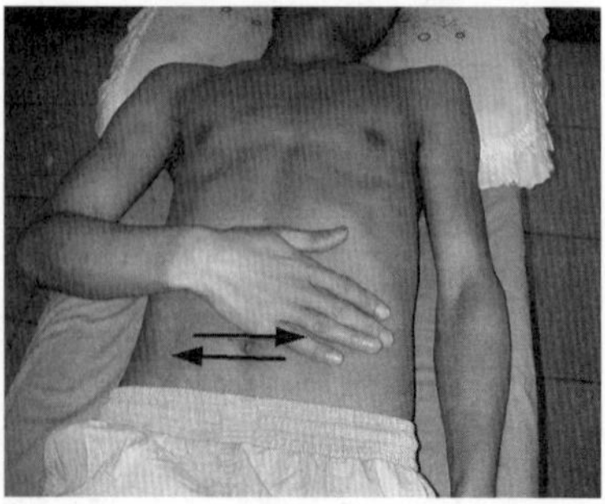

圖 5-5-2

六、腹部減肥經穴自我按摩法

患者站位或仰臥位，用自己的左右手掌交替從劍突向下腹部直推十～二十次，再用左右手掌推蕩胃脘、肚臍、小腹部，依次進行二十～三十次，雙手重疊用掌根順時針摩腹，重點在脂肪堆集處，三～五分鐘。頻率六十～八十次／分。最後按揉中脘、水分、天樞、氣海、關元等穴，每穴一分鐘。每1個月為一療程。堅持二～三個療程，可達到減肥目的。（圖5—5）

七、按摩治好了我的大肚皮

據記載，有位退休老年人，一直為自己的「大肚皮」苦惱了近二十年，後來醫生告訴他用按摩腹部的方法來減肥，他聽從了醫生的話，堅持用自己按摩腹部來消除「大肚皮」，結果他勝利了。

這位老年人寫道：「每天醒來後，我立刻在被窩裡進行腹部按摩，用一隻手或兩隻手，沿順時針方向在整個腹部作畫圓動作，用力逐漸加重，每次大約按摩四～五分鐘，按摩治好了我的大肚皮，不僅如此，多年的習慣性便秘、胃炎及膽囊炎也好多了」。（圖略）

八、消除肩臂部脂肪自我按摩法

患者坐位或站立位，用自己的左手拇、食、中指在右肩臂脂肪堆積處進行捏拿、按摩五十～一百次，再用右手拇、食、中指在左肩臂脂肪堆集處，同樣捏拿，

揉摩五十～一百次，然後向前向後旋動肩十～二十次，每天二～三次，堅持下去一～二月可消除肩臂部脂肪。（圖5－6）

九、如何選擇最適合自己的減肥方法

肥胖不但影響人的形體美，而且肥胖對人體危害極大，可導致多種疾病，甚至危及人的生命，這使許多人很苦惱。想減肥吧，許多減肥方法都使用過，就是效果不明顯，即是有效果，也難以堅持下去，結果反而變本加厲地長肉。

常見到許多人體肥胖者都作過不同程度的減肥嘗試。但最終都偃旗息鼓了，體胖依然如舊，有的甚至比以前更加肥胖。慢慢地就不再談減肥之事了。

為什麼會出現這樣的情況呢？原因是對減肥缺乏耐

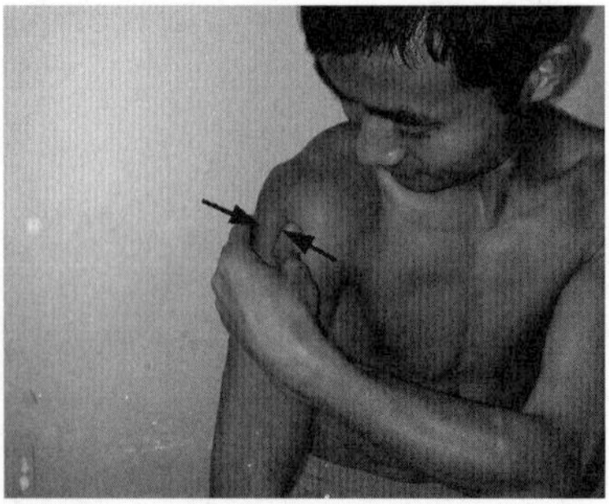

圖 5-6-1

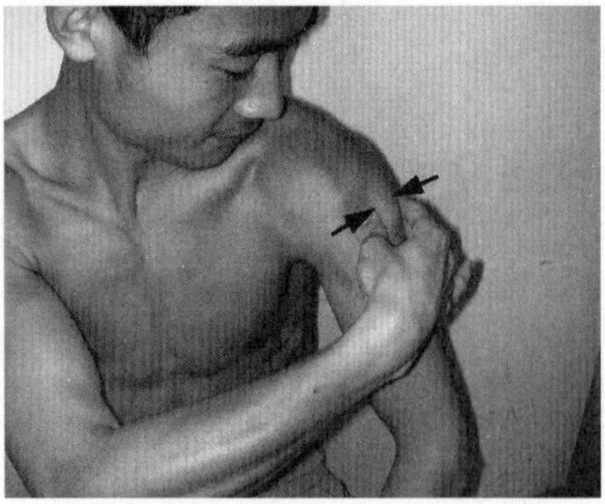

圖 5-6-2

心和毅力。很多人減肥，總想收到立竿見影的效果，效果一旦不明顯，或出現什麼副作用便打退堂鼓。

減肥和戒煙戒毒一樣，必然要自身配合，沒有任何人可以取代你。在減肥過程中必然會遇到困難和失敗，要靠自己來克服困難和總結失敗的教訓，尋找適合於自己的減肥方法。當前，多種多樣的減肥方法使體胖者看花了眼，不知該用哪種方法才好。

有的人是各種方法都嘗試一下，不行就換，有的聽別人介紹經驗，哪種方法效果好，就用哪種。有的是不停變換減肥方法，也不知哪種方法好。

如何選擇適合自己的減肥方法呢？應根據自己體質情況，來選擇合適的減肥方法。有些人對自己的體質不太了解，跟著別人屁股後轉，然而別人選用的減肥方法效果好，你採用時未必有效，對你效果顯著的減肥方法，對別人也許效果不大。

一般來講，肥胖者自我控制能力較強之人，可以選擇節制食慾，並且有選擇性進食。愛好運動鍛鍊的人，則應選擇由運動鍛鍊或增加活動，消耗掉多餘的脂肪。兩種方法都需要持之以恆。它們可以單獨進行，也可配合進行。配合進行，效果當然更好！

多種多樣的減肥方法應有盡有，如藥物減肥，藥膳減肥，針刺及耳針減肥，運動療法減肥，按摩減肥等等，無論哪種減肥方法，只要能有效地消耗體內積存的脂肪，這種減肥法就是可取的。

有的人對藥物減肥反應小，可選擇藥物減肥，有的對運動減肥比較敏感，可選擇運動減肥，有的人對按摩減肥情有獨鍾，則可進行按摩減肥。

總之，每個肥胖之人，應對自己的體質有個大體了解，盡量找出引起肥胖的原因，挑選最適合於你的減肥方法。而且在減肥之前應確立減肥的目的、目標，以便下決心堅持到底，決不半途而廢！

主要參考文獻

1. 王雲凱・中華推拿大成・石家莊：河北科學技術出版社，一九九五
2. 高溥超・指壓腧穴瘦身法・廣州：廣東世界圖書出版有限公司，二〇〇二
3. 溫進之・減肥妙法・武漢：華中理工大學出版社，一九九一
4. 逸夫・健美與美容按摩・北京：中國計量出版社，二〇〇二
5. 高慧，王淑杰・今日美容・北京：新時代出版社，二〇〇一
6. 褚蘭，朱人，金明・足療治百病・上海：上海中醫藥大學出版，一九九九
7. 盧先・房室保健按摩精要・北京：中國醫藥科技出版，一九九三
8. 姚春海，宋志軍・皮膚瘙癢防治・北京：金盾出版社，二〇〇二
9. 王友仁・家庭按摩與保健・北京：華文出版社，一九九九
10. 吳奇・穴位推拿按摩大全・呼和浩特：內蒙古科學技術出版社，二〇〇三

11. 張麗芳・實用美容大全・北京：華文出版社，一九九七
12. 王富春，宋柏林・美容保健按摩圖解・北京：人民衛生出版社，二〇〇〇
13. 賀振泉・減肥塑身新法・廣州：廣東經濟出版社，二〇〇〇
14. 林乾良，劉正才・養生壽老集・第二版・上海：上海科學技術出版社，一九八二
15. 余茂基・經絡療法與美容・上海：上海中醫藥大學出版社，二〇〇一
16. 柴文舉・實用美容按摩術・北京：海洋出版社，一九九四
17. 李清亞等・美容保健・北京：金盾出版社，二〇〇二

大展好書　好書大展
品嘗好書　冠群可期

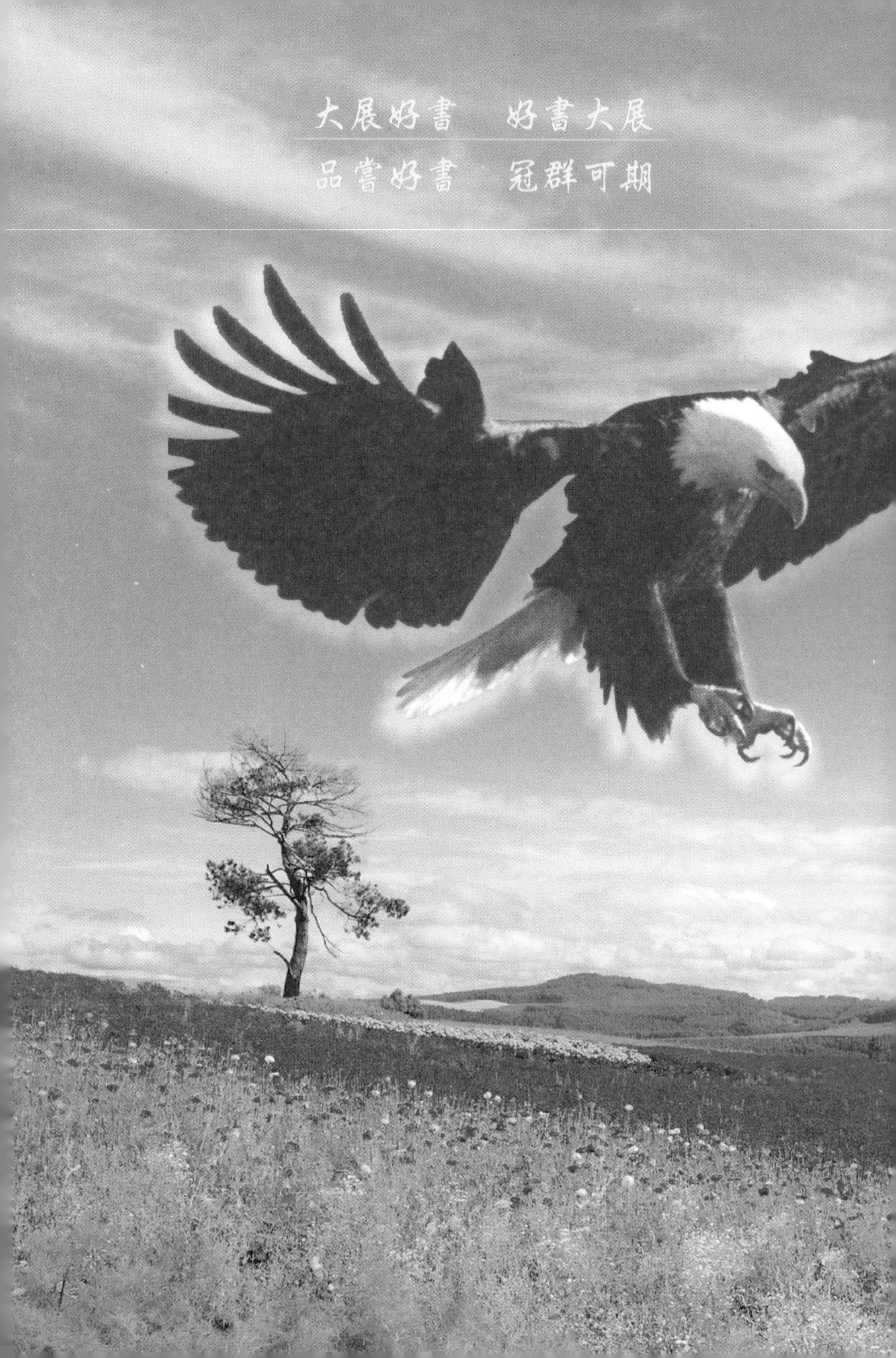
大展好書　好書大展
品嘗好書　冠群可期